Vitamin D_3

hochdosiert

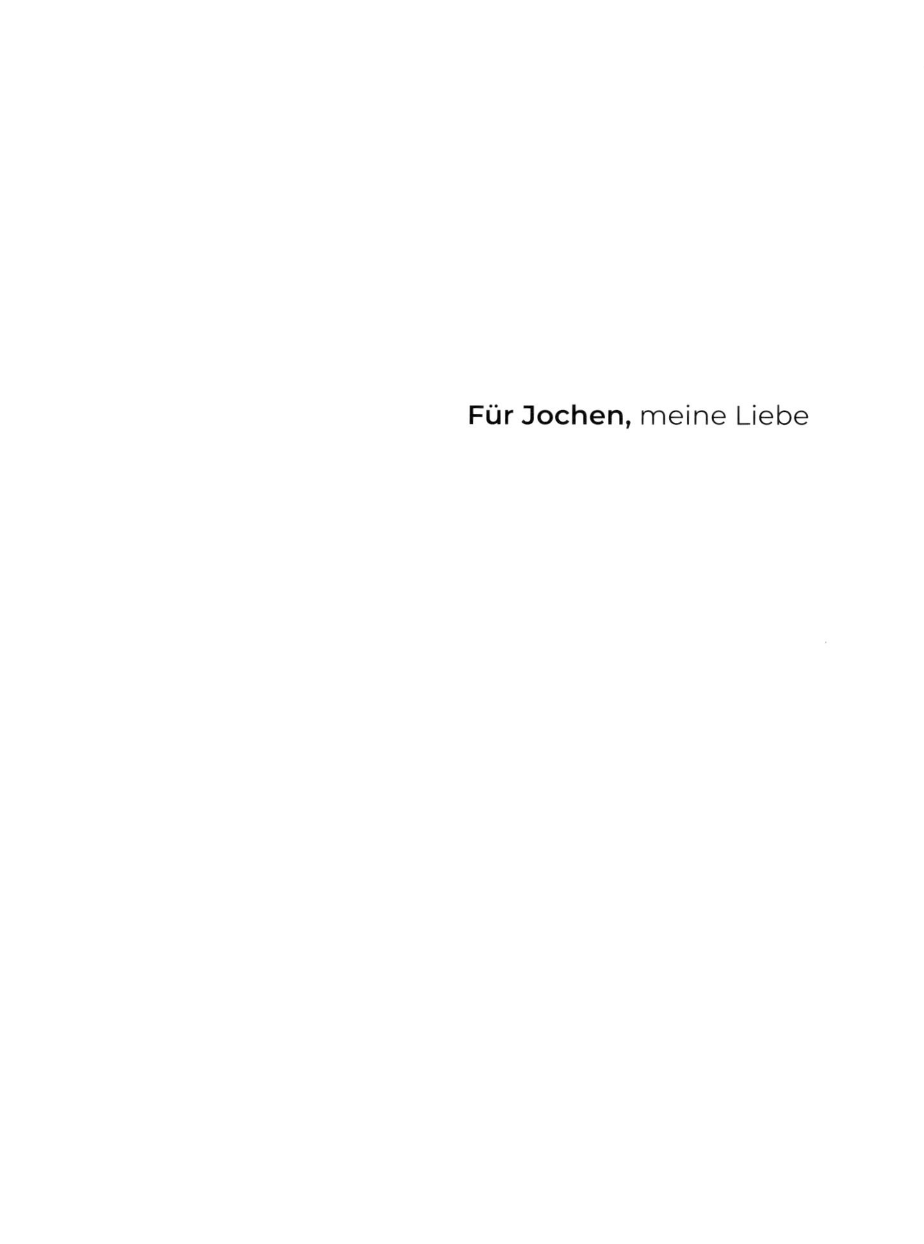

Für Jochen, meine Liebe

1. Auflage Dezember 2022
2. Auflage September 2025

Auf die Vollständigkeit und Genauigkeit der im vorliegenden Buch enthaltenen Informationen wurde höchste Sorgfalt gelegt. Weder der Verlag noch der Autor haben jedoch die Absicht, dem einzelnen Leser professionelle Ratschläge oder Dienstleistungen anzubieten. Weder der Autor noch der Verlag können für Schäden oder Einbußen haftbar oder verantwortlich gemacht werden, die durch Informationen oder Vorschläge in der vorliegenden Publikation entstanden sein sollen.

Lektorat: Swantje Christow
Umschlaggestaltung, Satz und Layout:
Karas Grafik, Wien

ISBN: 978-3-86445-908-5

Gerne senden wir Ihnen unser Verlagsverzeichnis.
Kopp Verlag
Bertha-Benz-Straße 10
D-72108 Rottenburg
E-Mail: info@kopp-verlag.de
Tel.: +49 7472 9806–10
Fax: +49 7472 9806–11

Unser Buchprogramm finden Sie auch im Internet unter:
www.kopp-verlag.de

Brigitte Hamann

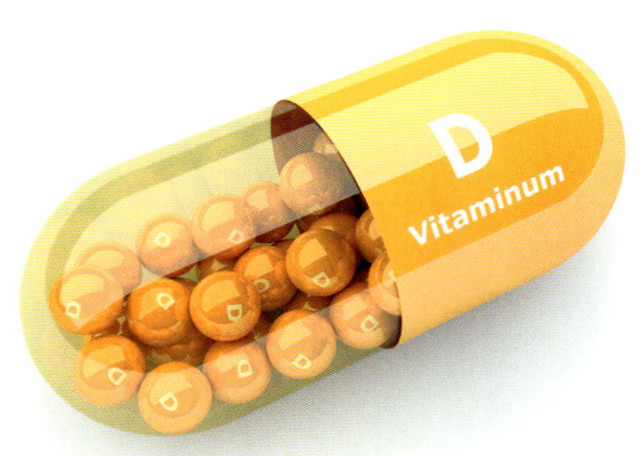

Vitamin D3 hochdosiert

Neueste Erkenntnisse über die Dosierung und die fünf wichtigsten Co-Faktoren

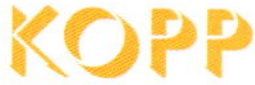

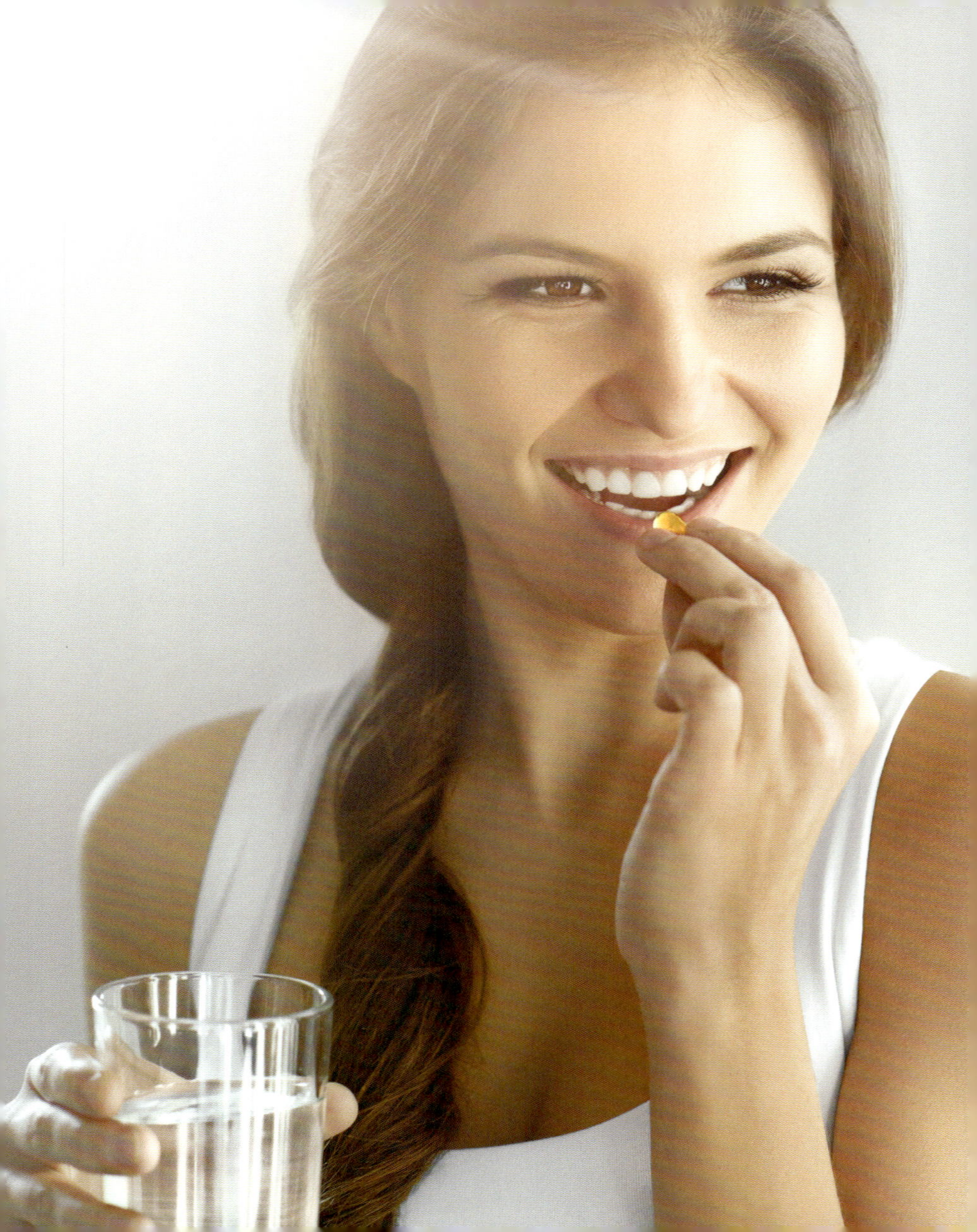

Inhaltsverzeichnis

Einleitung

»Ich hoffe, wenn du erwachsen bist, wird all das Allgemeinwissen sein.«

Dr. Kate Rhéaume-Bleue, Widmung für ihren Sohn Sterling in *Vitamin K_2 und das Calcium-Paradoxon*

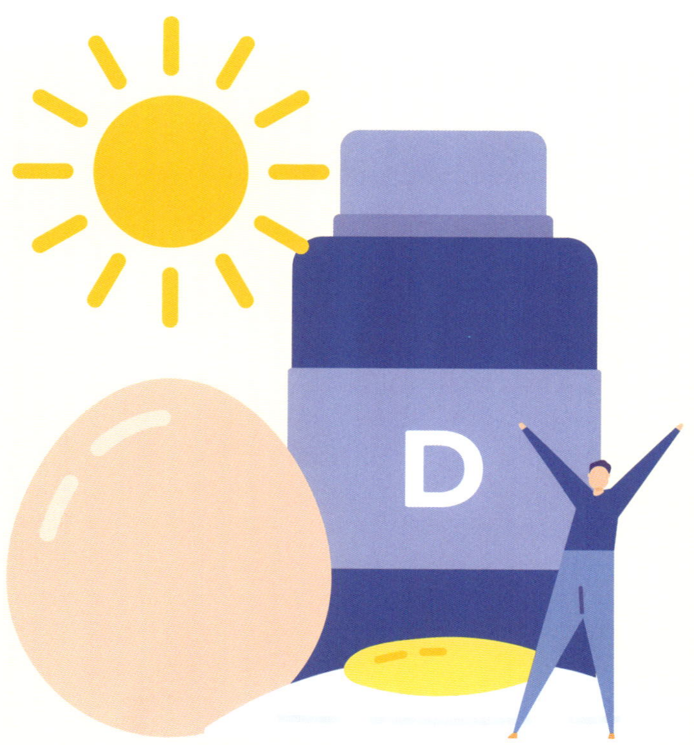

Der menschliche Körper ist kein statisches Gebilde, sondern ein Netz aus unaufhörlich ablaufenden Wechselwirkungen. Körper, Geist und Seele sind untrennbar verbunden, alle Nährstoffe und Vorgänge greifen ineinander und wirken zusammen. Die Einsicht in die Verwobenheit aller Dinge, vom Kleinsten bis zum Größten, schenkt uns einen neuen Blick auf Mensch, Tier und Pflanzenwelt und erweitert unsere Vorstellungen über Medizin und Heilung. Die neue Medizin ist in Wahrheit alt und neu, denn vieles wurde schon in früheren Zeiten praktiziert. Während diese naturgemäße Medizin dabei ist, sich zu etablieren, werden ihre Methoden und Vertreter angegriffen und in Misskredit gebracht. Aber wie alles Lebendige können natürliche Heilung und Gesundheit nicht zerstört werden, sie finden ihren Weg in die Öffentlichkeit. Die in diesem Buch beschriebenen sechs Nährstoffe und ihre besonderen Verbindungen untereinander zeigen konkret und praktisch, was möglich ist, wenn wir diese Zusammenhänge sorgfältig in unsere tägliche Gesundheitsvorsorge oder eine Behandlung einbeziehen.

Ich wünsche Ihnen viel Gesundheit, Erfolg und alles Gute auf Ihrem Weg.

Brigitte Hamann

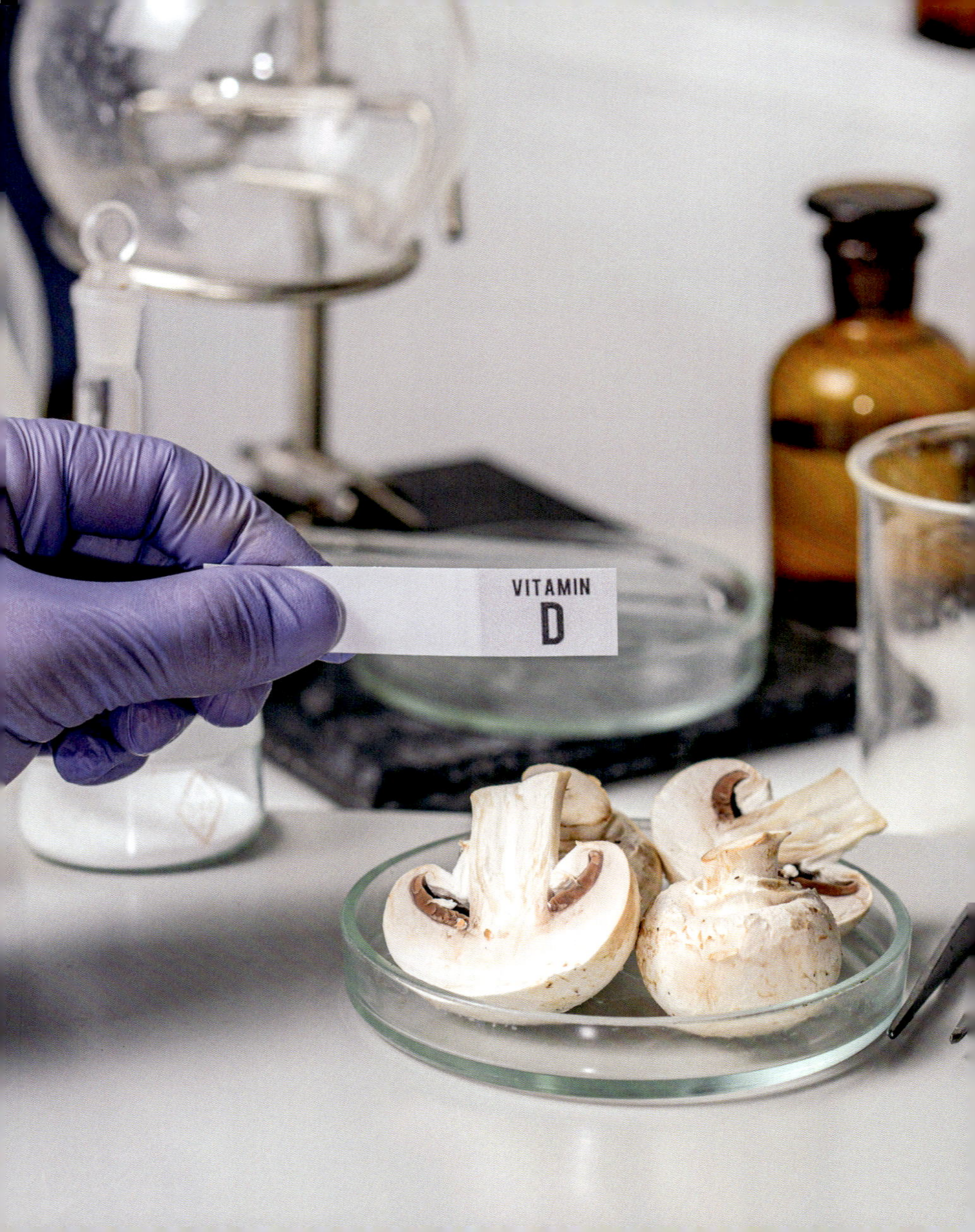
VITAMIN
D

Wie Jeff T. Bowles die wissenschaftliche Welt auf den Kopf stellte

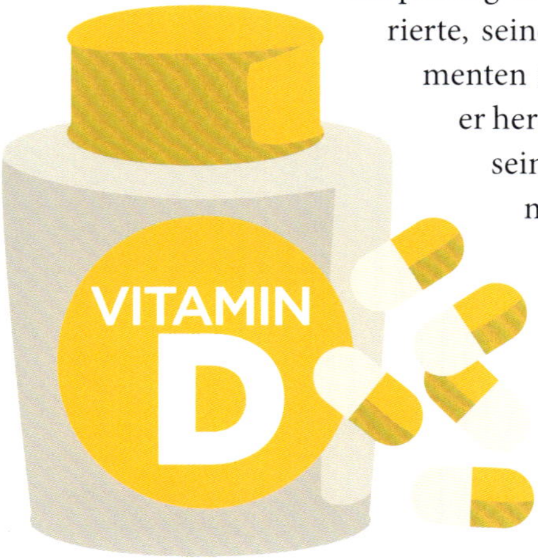

Er war der Erste, der hochdosiertes Vitamin D_3 an sich selbst erforschte: Jeff T. Bowles, der unerschrockene Pionier auf dem Gebiet der Vitamin-D_3-Forschung. Denn forschen und darüber schreiben ist eines, Entdeckungen und Hypothesen an sich selbst ausprobieren etwas ganz anderes. Als im Februar 2017 sein Buch *Hochdosiert: Die wundersamen Auswirkungen extrem hoher Dosen von Vitamin D_3, dem Sonnenscheinhormon* erschien, wurde es über Nacht zum Bestseller. Bowles beschrieb darin seinen ungewöhnlichen Selbstversuch mit Dosen, bei denen die Mehrzahl der Ärzteschaft die Hände über dem Kopf zusammenschlug: »Wollen Sie die Patienten umbringen?«, denn die offiziell empfohlene Dosierung ist 1000 IE/Tag. Doch Bowles wies in seinem detaillierten Bericht nach, dass er seine chronischen Leiden mit dieser hohen Dosis heilen konnte. In der medizinischen Fachwelt trat er einen Sturm der Empörung los – was ihn jedoch dazu inspirierte, seine Aussagen in weiteren Experimenten zu untersuchen. In diesen fand er heraus, warum er von der Mehrzahl seiner Leser zwar positive Rückmeldungen erhielt, es aber auch mehr oder weniger schlechte Erfahrungen mit den hohen Dosen gab. Wie gut Vitamin D_3 in unserem Körper funktioniert, hängt davon ab, wie viel von den in diesem Buch beschriebenen Co-Faktoren im Körper vorhanden ist. Wenn ein größerer oder großer Mangel besteht, können ernst zu nehmende Komplikationen auftreten. Bowles durchforstete die wissenschaftliche Literatur und nutzte die zusätzlichen Erkenntnisse für sich selbst. Dazu verfasste er ein weiteres Buch: *Hochdosiertes Vitamin D_3: Wundermittel oder Gift?*

Meine Würdigung gilt auch Kate Rhéaume-Bleue, die in ihrem Buch *Vitamin K_2 und das Calcium-Paradoxon – Ein kaum bekanntes Vitamin als Lebensretter* schon vor einigen Jahren wichtige Einsichten über Vitamin K_2, seine Bedeutung für die Wirkung von Vitamin D_3 und über das Zusammenspiel von Vitamin K_2, D_3 und A vermittelte. Dieses Buch ist eine Zusammenfassung der wunderbaren und komplexen Wechselwirkungen zwischen sechs Wirkstoffen, die sich gegenseitig bedingen und vervollständigen.

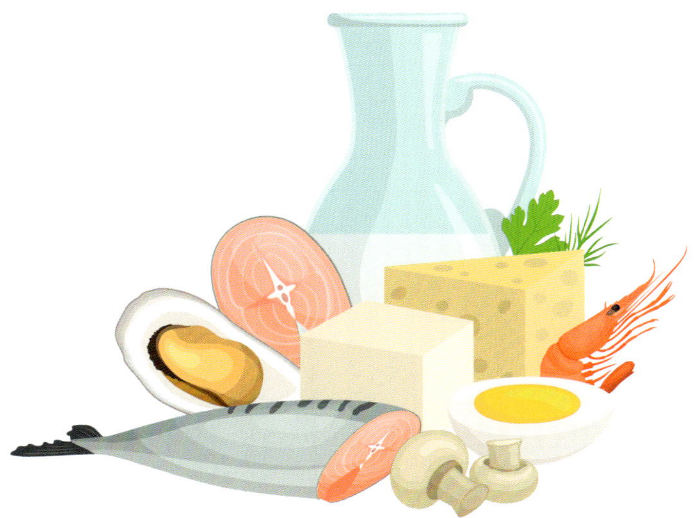

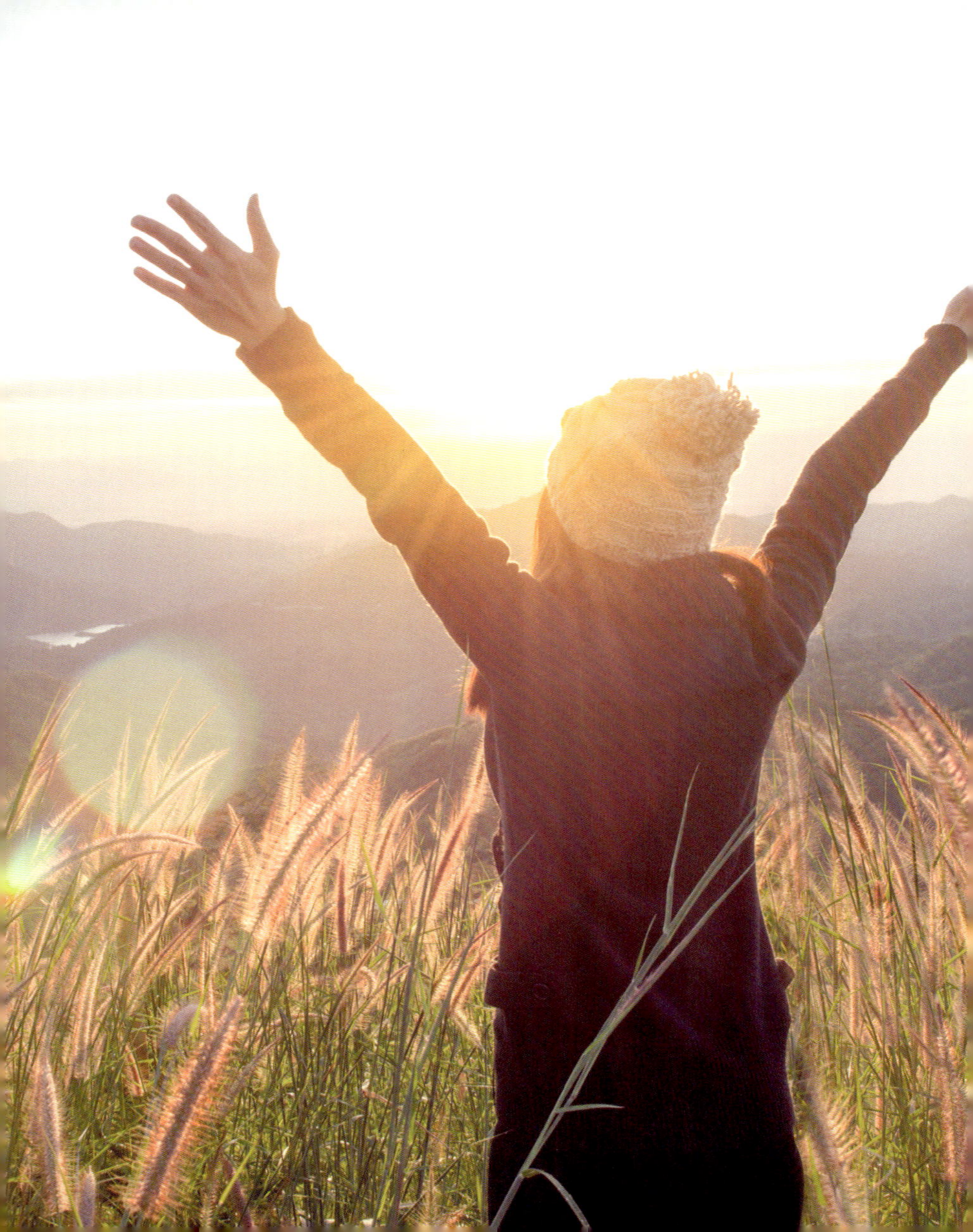

Vitamin D_3: das wundersame Vitamin-Hormon

»Diese Welt ist trotz aller Wissenschaft immer noch ein Wunder, wunderbar, undurchschaubar, magisch und mehr für jeden, der daran denken will.«

Thomas Dekker

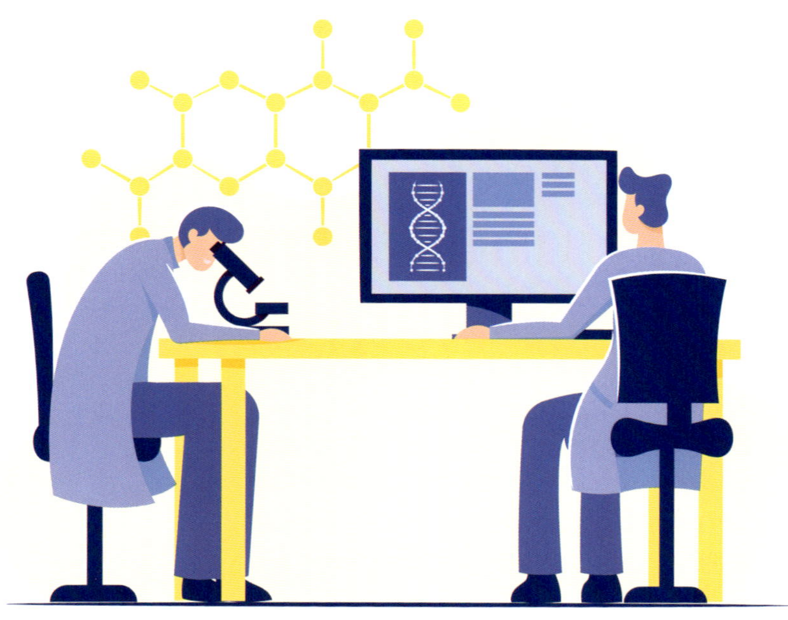

Die Welt ist voller Dinge, über die wir nur staunen können. Eines der größten Wunder ist der menschliche Körper mit seinen ausgeklügelten Systemen. Zahllose komplexe Abläufe greifen ineinander und machen uns zu dem, was wir sind. All dies kann nur mithilfe bestimmter Stoffe geschehen – und Vitamin D_3 spielt eine herausragende Rolle unter ihnen. Das »Sonnenvitamin« erfüllt Schlüsselaufgaben für die körperliche und geistige Fitness, macht die Immunabwehr richtig stark, und die Zellen können nur funktionieren, wenn unser Körper über eine ausreichende Menge dieses Vitamins verfügt. Vor allem aber reguliert es eine Vielzahl von Genen, und wir wissen heute, dass die genetische Anlage kein Schicksal ist, sondern epigenetisch im Laufe des Lebens beeinflusst und verändert werden kann. Dank seiner besonderen Eigenschaften ist Vitamin D_3 ein unersetzbarer Stoff, um unterschiedlichsten Erkrankungen vorzubeugen oder diese zu behandeln. Dazu zählen Krebs und Autoimmunerkrankungen wie Multiple Sklerose und Diabetes. Ihre Knochen, Ihr Herz, Ihr Kreislauf, Ihr Gehirn und die Atemwege können nicht darauf verzichten. Es gibt Hinweise darauf, dass Vitamin D_3 eine Rolle bei Depressionen, Schmerzen und Krebs spielt. Auch für die Schönheit hat der Superstoff etwas zu bieten: Fehlt Vitamin D_3, bilden sich mehr Falten, und es lohnt sich, bei Haarausfall den Vitamin-D_3-Spiegel zu erhöhen. Für all diese Befindlichkeiten ist Vitamin D_3 nicht *auch,* sondern *essenziell* wichtig!

Warum Vitamin D kein Vitamin ist,
und wie aus einem Prohormon ein Hormon wird

Vitamin D ist ein mächtiger Stoff. Es ist kein Vitamin, sondern ein Hormon mit weitverzweigten Aufgaben im Körper. Gemäß der Definition für Vitamine kann es gar keines sein, denn:

> *Vitamine sind als Stoffe definiert, die der menschliche Körper nicht selbst herstellen kann, weshalb wir sie täglich mit der Nahrung zuführen müssen.*

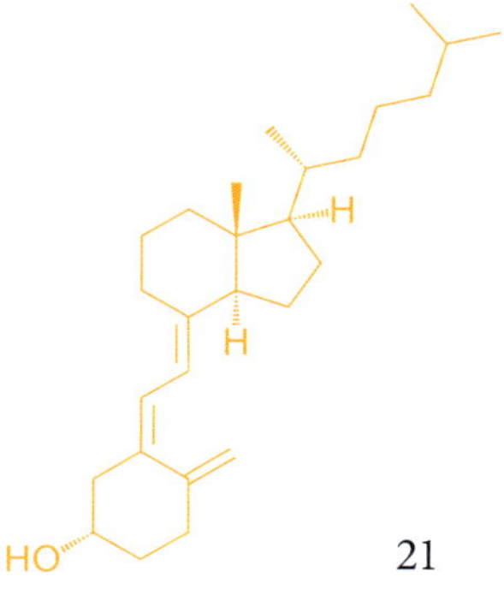

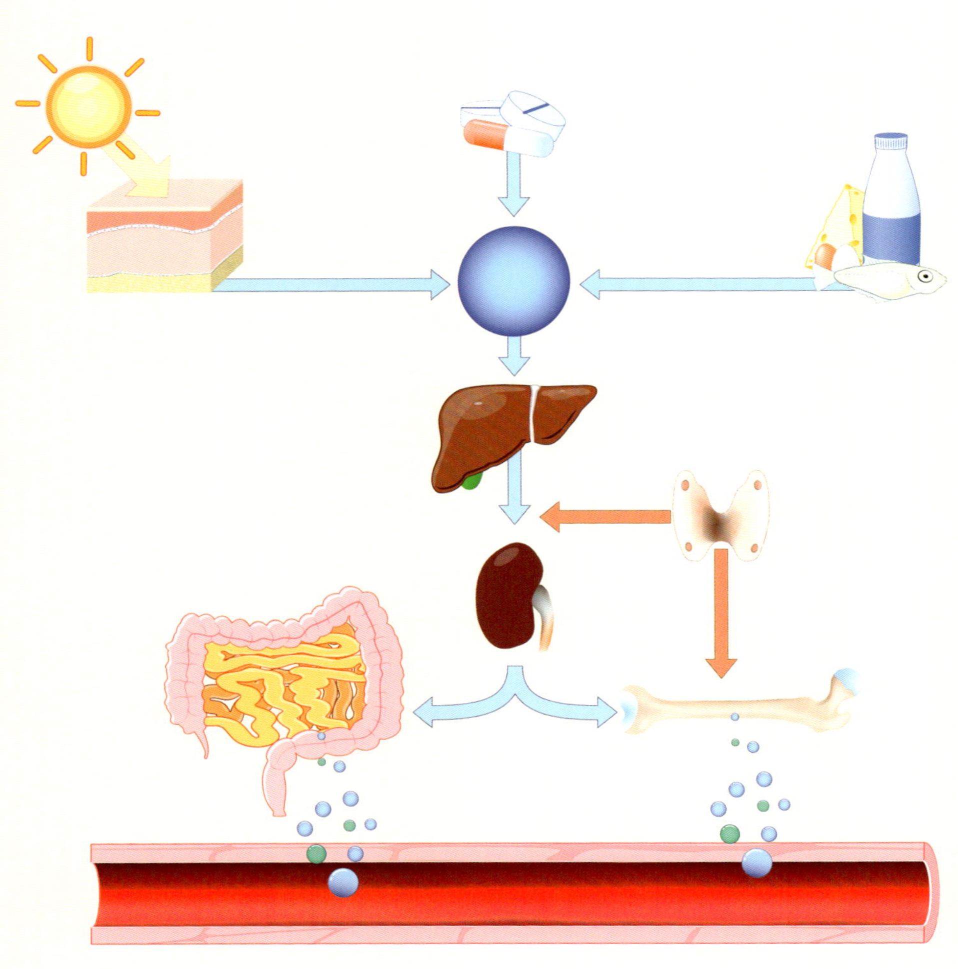

Hormone werden dagegen im Körper hergestellt. Vitamin D (Cholecalciferol) wird in der Haut durch UVB-Strahlung gebildet und in Leber und Nieren in Vitamin D_3 (Calcitriol) umgewandelt, die für unseren Körper nutzbare, aktive Form. Im Gegensatz zu allen anderen Vitaminen ist Vitamin D also nicht essenziell, das heißt, der Körper muss es nicht mit der Nahrung aufnehmen – genügend UVB-Einstrahlung vorausgesetzt –, sondern kann es selbst herstellen. Trotzdem wird diese komplexe Substanz nach wie vor als Vitamin bezeichnet, als sei das alles, was sie ist. Die Deutsche Gesellschaft für Ernährung (DGE) räumt immerhin ein: »Vitamin D nimmt unter den Vitaminen eine Sonderstellung ein, da es sowohl über die Ernährung zugeführt als auch vom Menschen selbst durch UVB-Lichtexposition (Sonnenbestrahlung) gebildet wird.« Der Vitamin-D-Experte Prof. Dr. Holick spricht stattdessen von einem »Vitamin-D-Hormon«, andere haben die poetische Bezeichnung »Sonnenscheinhormon« geprägt. Genauer gesagt ist Vitamin D ein *Prohormon,* eine Hormonvorstufe, die im Körper zum eigentlichen Hormon, dem Calcitriol, umgewandelt wird. Calcitriol ist die Form von Vitamin D, die gemeint ist, wenn wir von Vitamin D_3 und seinen fundamentalen Wirkungen sprechen. Da Vitamine und Hormone völlig unterschiedliche Aufgaben im Körper erfüllen, ist es von entscheidender Bedeutung, welcher Stoffklasse Vitamin D zuzuordnen ist.

> Vitamin D ist ein Prohormon, das im Körper zum eigentlichen Hormon, dem Calcitriol (Vitamin D_3), umgewandelt wird.

Zur Vereinfachung wird meist von »Vitamin D« oder von »Vitamin D_3« gesprochen, wobei dann nicht klar ist, von welcher Form die Rede ist.

Die Bezeichnung »D_3« hat übrigens keine besondere Bedeutung. Vitamin D_3 wurde nach der Entdeckung von Vitamin D_2 einfach als dritte Substanz entdeckt, nachdem man einen Stoff fälschlicherweise Vitamin D genannt hatte, der sich als ein Konglomerat unterschiedlicher Stoffe erwies. Für das »D« selbst gibt es ebenfalls eine einfache Erklärung: Vitamin D wurde nach Vitamin C entdeckt. Vitamin D_2 ist in Pflanzen und Pilzen enthalten, Vitamin D_3 dagegen in tierischen Quellen. Vitamin D_3 kann vom Menschen unter UVB-Einstrahlung gebildet werden, Vitamin D_2 (Ergocalci-

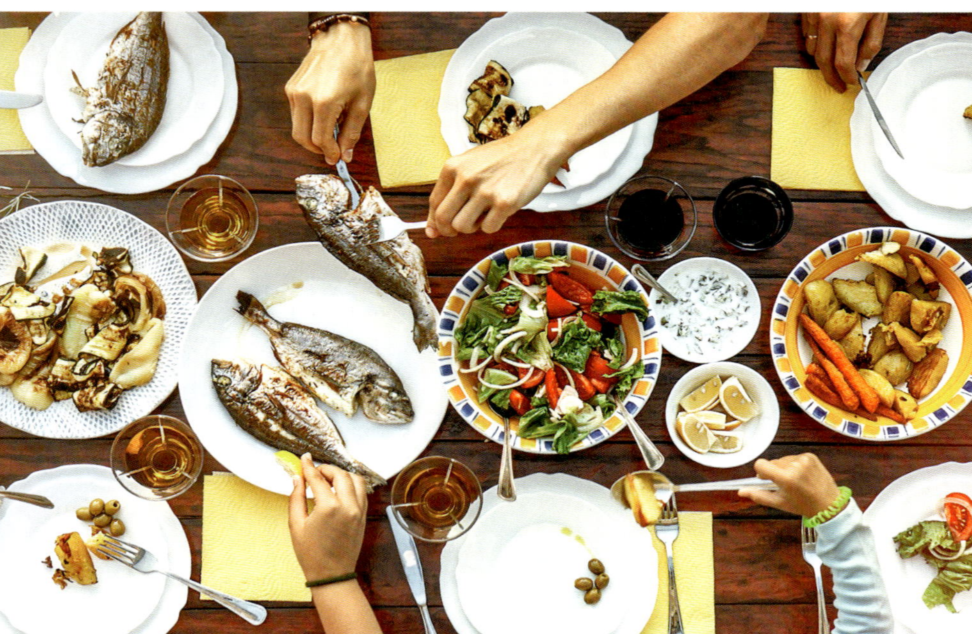

ferol) wird über die Nahrung aufgenommen. Es kann zwar ebenfalls über Calcifediol (auch 25-Hydroxyvitamin-D, 25-OH-Vitamin D und 25-OH-D_3) in das aktive Hormon Calcitriol umgewandelt werden, allerdings sehr viel weniger effektiv. Außerdem wird Vitamin D_2 schneller ausgeschieden und wirkt deshalb viel kürzer im Körper. Bereits die Aufnahme über den Darm ist aufwendiger als die von Vitamin D_3.[1] Das fettlösliche Vitamin D_3 kann in Fett- und Muskelgewebe sowie in der Leber gespeichert werden, und zwar in Form von Calcifediol, und wird bei Bedarf freigesetzt. Calcifediol eignet sich, um den Vitamin-D_3-Status eines Menschen zu bestimmen.

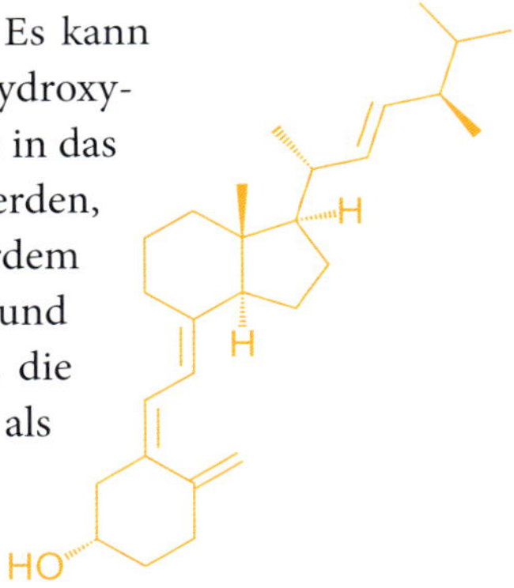

Die Vitamin-D-Gruppe

Unter Vitamin D wird eine Gruppe fettlöslicher chemischer Verbindungen (Secosteroide) verstanden, die für eine Vielzahl von Schlüsselwirkungen im Körper verantwortlich sind, beispielsweise für eine stärkere Aufnahme von Calcium, Magnesium und Phosphat im Darm. Secosteroide sind eine spezielle Form der Steroidhormone, zu denen die Sexualhormone der Keimdrüsen und Cortisol gehören.

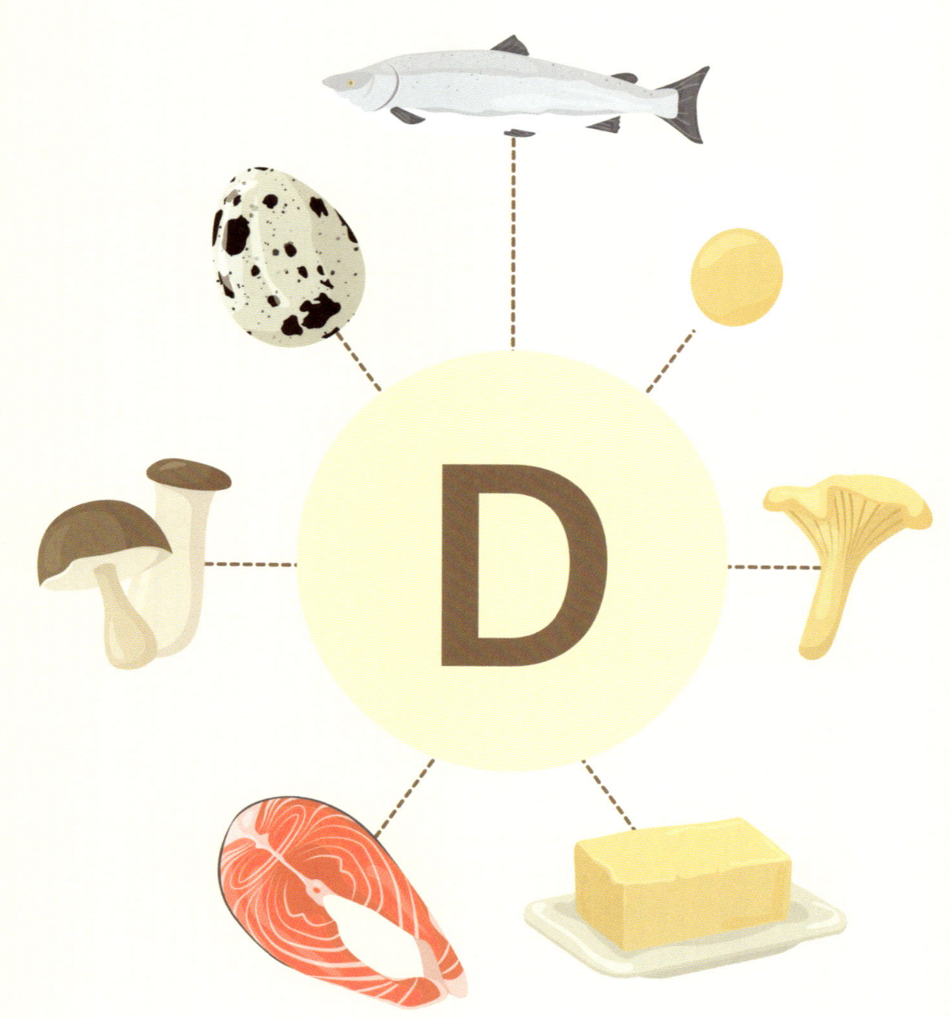
D

Vitamin D ist ein Sammelbegriff
für mehrere fettlösliche Verbindungen

⟶ **Vitamin D_2 (Ergocalciferol)**
ist ein fettlösliches pflanzliches Prohormon der aktiven Form Calcitriol. Es eignet sich auch für Menschen, die auf Produkte tierischer Herkunft verzichten möchten.

⟶ **Vitamin D_3 (Cholecalciferol)**
ist ein fettlösliches Prohormon der aktiven Form Calcitriol aus tierischen Quellen.

⟶ **Die Zwischenstufe Calcidiol**
(Calcifediol, 25-Hydroxy-Vitamin-D, 25-OH-Vitamin D, 25-OH-D_3) entsteht durch Umwandlung von Ergocalciferol und Cholecalciferol in der Leber.

⟶ **Die aktive Endstufe Calcitriol**
ist ein Steroidhormon, das von dem US-amerikanischen Arzt und Biochemiker Michael F. Holick im Darm gefunden wurde.[2] Calcitriol wird durch Umwandlung von Calcidiol in der Niere zum eigentlichen Hormon und wird ebenfalls als Vitamin D_3 bezeichnet. Von Calcitriol spricht man, wenn die Wirkungen von Vitamin D_3 gemeint sind. Diese Form ist in Nahrungsergänzungsmitteln enthalten.

Nur Vitamin D_3 (Calcitriol) ist in der Lage, die vielen komplexen Aufgaben von der Genregulierung über den Gewebeumbau bis hin zum Immunsystem im menschlichen Körper zu übernehmen. Eine Studie der Universität von Surrey aus dem Jahr 2017 belegt, dass die Wirkung von Vitamin D_3 der von Vitamin D_2 weit überlegen ist – nicht nur weil Vitamin D_3 besser verwertet wird, sondern weil es sich auch stärker an die Transportmoleküle im Blut bindet und dadurch leichter in die aktive Form umgewandelt werden kann. Die Enzyme, die Vitamin D in der Leber umwandeln, verarbeiten ebenfalls vorrangig Vitamin D_3.

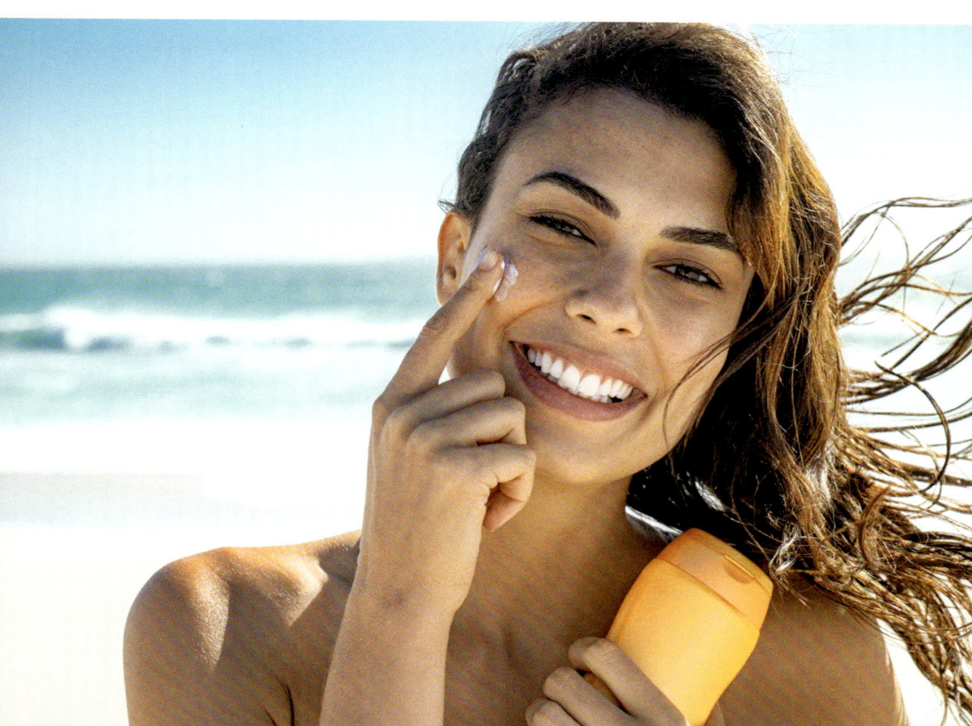

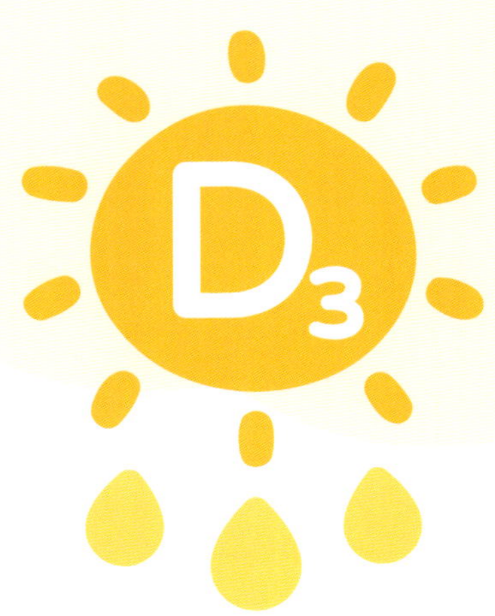

Warum die Sonne
meist nicht genügt

In der strahlungsintensiven Zeit können im Körper Vitamin-D-Depots angelegt und im Winter aufgebraucht werden. Aus verschiedenen Gründen reichen diese allerdings nicht über die gesamte Winterzeit, und selbst im Sommer verhindern Kleidung, Sonnenschutzmittel und lange Aufenthalte in geschlossenen Räumen die Bildung von genügend Vitamin D_3. Eine 2019 in *Clinical Nutritions* publizierte Studie kam zu einem ernüchternden Ergebnis: Die Testpersonen wurden in drei Gruppen aufgeteilt. Gruppe 1 sollte sich im Sommer und Herbst 8 Wochen lang zwischen 11 und 13 Uhr so oft es ging in der Sonne aufhalten und möglichst viel Haut der Sonne aussetzen. Gruppe 2 erhielt 500 IE (Internationale Einheiten) Vitamin D_3 täglich, und Gruppe 3 bekam ein Placebo. Die meisten Teilnehmer der Sonnengruppe kamen im Alltag nur auf 20 Minuten Sonneneinstrahlung, was laut Lehrmeinung genügen sollte, um den Bedarf zu decken. Der Vitamin-D-Spiegel stieg jedoch nur von 10 Nanogramm pro Milliliter (10 Nanogramm pro Milliliter entsprechen 0,01 Mikrogramm pro Milliliter) auf 15 Nanogramm pro Milliliter (0,015 Mikrogramm pro Milliliter). In der Gruppe, die Vitamin D_3 einnahm, erhöhte sich der Spiegel von 10 auf etwa 20 Nanogramm pro Milliliter, und bei der Placebogruppe fand sich ein Anstieg von 2 Nanogramm pro Milliliter. Um einen Mangel auszugleichen, genügt weder das Ergebnis von Gruppe 1 noch von Gruppe 2.[3] Selbst wenn Sie den ganzen Tag in Badekleidung ohne Sonnenschutz in der Sonne verbringen, bildet Ihr Körper in der Regel nicht mehr als etwa 10 000 IE Vitamin D_3. Wie viel Zeit verbringen Sie in der Sonne?

Die Hautfarbe beeinflusst die Bildung von Vitamin D_3

Jeff T. Bowles stellte sich die Frage: »Warum haben Menschen (über viele Generationen) eine hellere Haut, je weiter entfernt sie vom Äquator leben?« Die Antwort lautet: Dunkle Haut muss viel länger und stärkerer Sonne ausgesetzt sein, um Vitamin D_3 zu bilden, als helle Haut. Bei hellhäutigen Menschen befindet sich weniger Melanin in der Haut, weshalb sie schneller einen Sonnenbrand bekommen, allerdings wird bei ihnen Vitamin D_3 auch bei weniger Sonneneinstrahlung gebildet. Sehr deutlich zeigt sich dies am Beispiel von Menschen aus afrikanischen Ländern, deren Vitamin-D_3-Spiegel stark absinkt, wenn sie in sonnenarme Gebiete ziehen.[4,5]

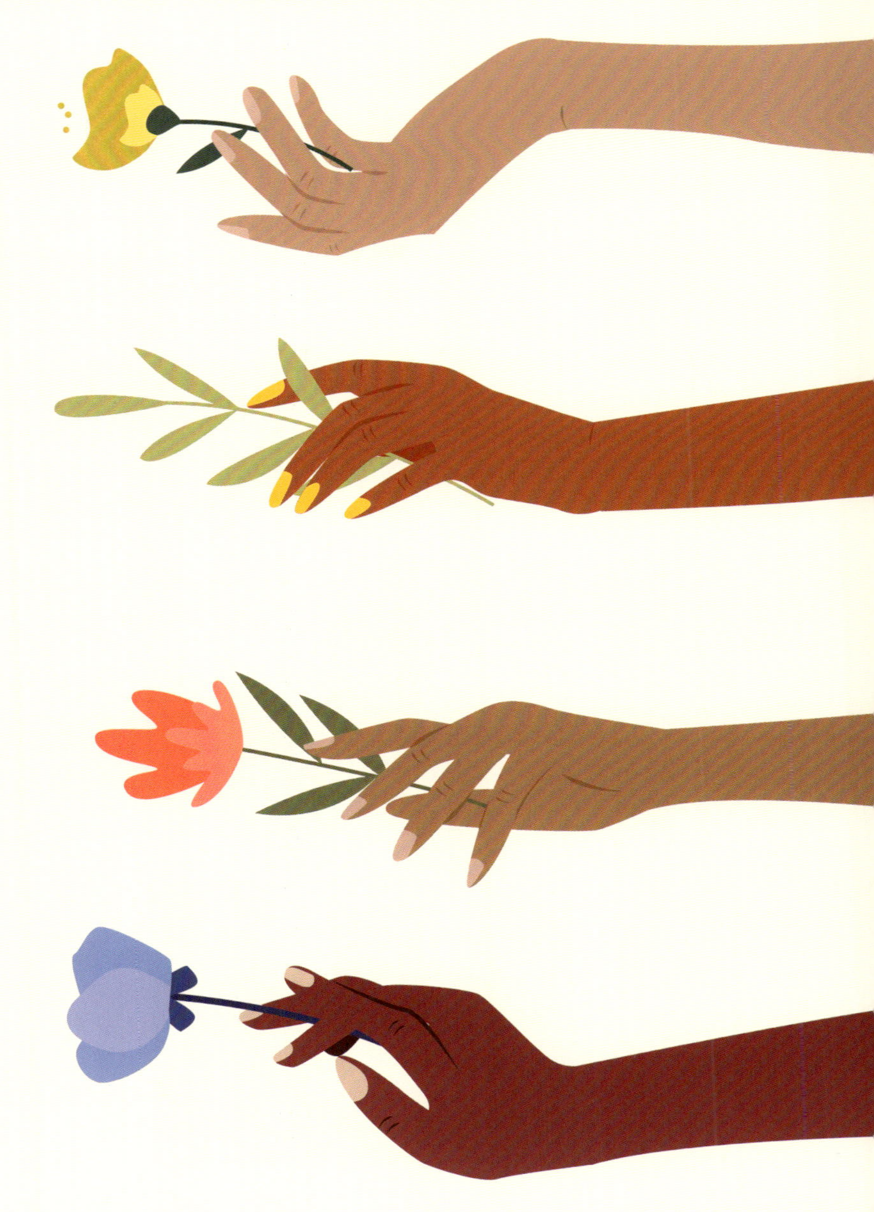

Wie wird Vitamin D_3 gebildet?

Vitamin D wird gebildet, wenn die Haut direkt dem Sonnenlicht ausgesetzt ist. Die Sonnen- beziehungsweise UVB-Einstrahlung bewirkt, dass Vitamin D in der Haut produziert wird. Von dort aus muss Vitamin D durch den Körper wandern, um in die aktive Form Calcitriol umgewandelt zu werden. Die erste Stufe ist die Leber, wo Vitamin D ein zusätzliches Wasserstoff- und Sauerstoffmolekül erhält, um zu 25-Hydroxyvitamin-D zu werden. Dann reist es zu den Nieren, wo es weitere Wasserstoff- und Sauerstoffmoleküle auf-

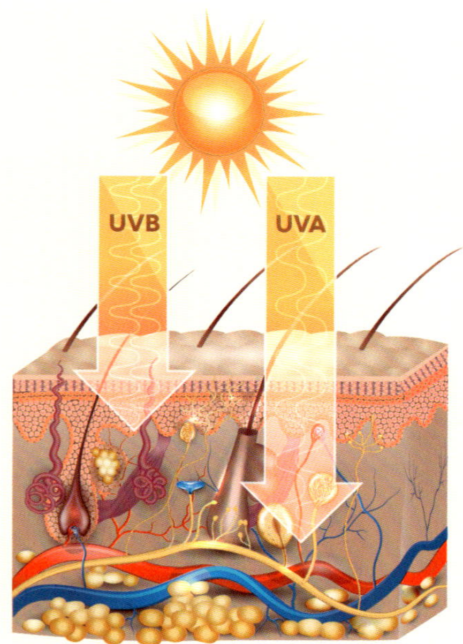

nimmt. Auf diese Weise entsteht 1,25-Dihydroxyvitamin-D, die aktive Form von Vitamin D. Diese aktive Form, das Calcitriol, erfüllt all die wesentlichen Aufgaben, die Vitamin D_3 im Körper hat.

Breitengrade und Erkrankungen: Der Beweis, dass ein Vitamin-D_3-Mangel die Hauptursache ist

Wie kann man herausfinden, ob eine Krankheit durch einen Vitamin-D_3-Mangel ausgelöst wird und mit hochdosiertem Vitamin D_3 behandelt werden kann? Dazu gibt es eine einfache Methode: den Vergleich von Krankheitshäufungen und bestimmten Breitengraden. Anhand einer Fülle von Diagrammen und Grafiken liefert Bowles den schlagenden Beweis: Multiple Sklerose, Brustkrebs, Darmkrebs, Nierenkrebs, Morbus Crohn, Colitis ulcerosa, Lupus, Schuppenflechte, Diabetes Typ 1, Leukämie und Krebs generell, Bluthochdruck, Asthma … die Liste ließe sich noch lange fortsetzen. Auch Depressionen und Suizid zählen dazu. Immer sind es die sonnenarmen Regionen, die besonders betroffen sind. Jeff T. Bowles erklärt dazu: »Vitamin D ist ein Hormon, welches Ihrem Körper signalisiert, dass der Winter vorbei ist und der Sommer beginnt, dass Ihr Körper aufhören kann, Winterschlaf zu halten, und dass er damit fortfahren kann, jegliche unvollständig reparierten Probleme mit allen zur Verfügung stehenden Ressourcen anzugehen. Wegen der Verwendung von Sonnenschutzmitteln und weil vermehrt die Sonne gemieden wird, befinden sich nun die meisten Menschen

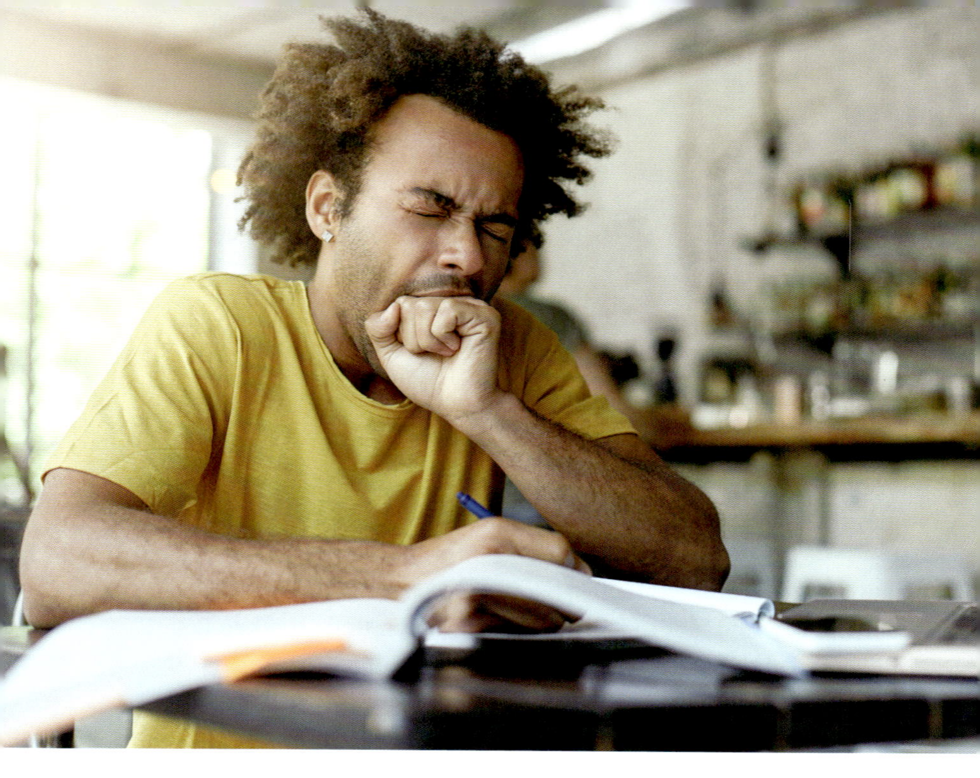

das ganz Jahr hindurch in einem Zustand mit chronisch niedrigem Vitamin-D_3-Spiegel. Ich nenne diesen Zustand **das menschliche Winterschlafsyndrom**. In diesem Zustand verhält sich Ihr Körper so, als würde er sich auf eine lange Hungerperiode im Winter vorbereiten. Es werden Ressourcen eingespart, die für vollständige Reparaturen benötigt würden, und der Stoffwechsel wird verlangsamt, um Energie zu sparen, bis die Hungerperiode vorbei ist.«[6]

Vitamin D_3 im Überblick

Vitamin D_3 …

→ ist das Hormon für Knochen- und Gelenkumbau.
→ ist das Hormon für den Umbau von Haut und Gewebe.
→ reguliert den Calciumstoffwechsel zusammen mit den anderen Co-Faktoren (besonders Vitamin K_2 und Magnesium).
→ aktiviert und steuert eine Vielzahl von Genen.
→ beeinflusst signalgebende (nicht codierende) RNA-Moleküle.
→ spielt eine zentrale Rolle im angeborenen und erworbenen Immunsystem.
→ regt das Immunsystem an, schädliche Viren und Zellen (Krebs) anzugreifen, bremst jedoch den Angriff auf gesundes Gewebe (Autoimmunerkrankungen, Krebs).
→ hat grundlegende Funktionen für den Schutz vor allen Krankheiten.
→ schützt das Gehirn und seine Funktionen.

Vitamin D_3 wirkt auf eine Vielzahl unterschiedlichster Gene

Überall im Körper befinden sich Vitamin-D-Rezeptoren, an die sich Vitamin D_3 (Calcitriol) bindet und die es aktiviert – sogar auf den weißen Blutkörperchen des Immunsystems. Das Hormon nimmt so direkten Einfluss auf das Epigenom und damit auf die Expression von mehr als tausend Genen in den meisten menschlichen Geweben und Zelltypen.[7] »Die primäre Information, die einen Menschen ausmacht, ist zwar die Gensequenz, sonst wären eineiige Zwillinge nicht genetisch identisch und sich äußerlich so ähnlich. Doch epigenetische Veränderungen sorgen dafür, dass beispielsweise nur ein Zwilling anfälliger für Diabetes wird«, erklärt Prof. Dr. Thomas Jenuwein vom Max-Planck-Institut für Immunbiologie und Epigenetik in Freiburg.[8] Viele der von Vitamin D_3 angesprochenen Gene beeinflussen das Risiko, Autoimmunerkrankungen wie Multiple Sklerose, Morbus Crohn, Lupus und Typ-1-Diabetes sowie Krebsarten wie chronische lymphatische Leukämie, Darmkrebs und weitere Erkrankungen zu entwickeln. Über die Bindung an Vitamin-D-

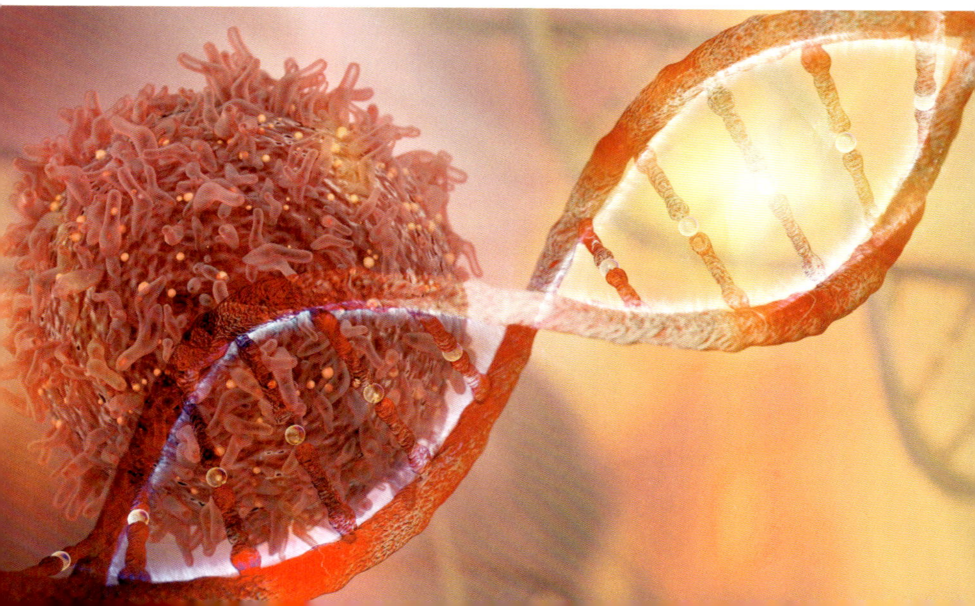

Rezeptoren hinaus hat Vitamin D_3 einen großen Einfluss auf signalgebende (nicht codierende) RNA-Moleküle, und dieser Bereich ist bei Weitem noch nicht wirklich erforscht. Deshalb ist davon auszugehen, dass Vitamin D_3 weitere 2000 Gene oder mehr beeinflusst. Es steht außer Frage: Die Bedeutung einer Substanz, die an der Entscheidung beteiligt ist, wie sich genetische Anlagen verwirklichen, kann nicht hoch genug eingeschätzt werden.

Vitamin D_3,
Knochen und Osteoporose

Angesichts der erdrückenden Last an Beweisen dafür, dass Vitamin D_3 unerlässlich für den Gewebeumbau ist, also für den Auf- und Abbau aller Gewebe einschließlich der Knochen, wäre zu erwarten, dass in der Orthopädie statt auf Bisphosphonate wie die Alendronsäure mehr auf dieses natürliche Mittel in Verbindung mit seinen Co-Faktoren gesetzt wird. Im Akutfall können Bisphosphonate hilfreich sein, weil der Knochenabbau stark gestoppt wird, langfristig überwiegen aber in der Regel die Nachteile. Untersuchungen zeigen einen Zusammenhang zwischen Bisphosphonaten und Fissuren, Knochenbrüchen[9,10] und weiteren Nebenwirkungen. Erfreulich ist, dass inzwischen immer mehr Ärzte wissen, dass Vitamin D_3 viel höher dosiert werden muss, da wir ja nicht in einer Sonnenscheinregion leben und die Winter lang und unsere Kleidung bedeckend ist, und dass deshalb die entsprechende Menge an Vitamin K_2 gebraucht wird, um die Knochen optimal aufzubauen und einen Calciumüberschuss zu vermeiden. Die Folgen eines Vitamin-K_2-Mangels machen sich, wie bereits ausgeführt, nicht nur in einem zunehmenden Knochenabbau bemerkbar. Bereits bei zwei- bis dreimal 20 000 IE pro Woche stellt sich ein Erfolg ein, vorausgesetzt es ist auch eine ausreichende Menge der Co-Faktoren im Körper vorhanden.

Vitamin D_3 (Calcitriol) verhindert und verbessert Osteoporose, indem es mit seinen Rezeptoren im Dünndarm zusammenwirkt, um die Aufnahme von Calcium und Phosphat zu erhöhen. Außerdem braucht der Körper Vitamin D_3, um Calcium in die Knochen einzubauen. In den Kapiteln »Wie Vitamin K_2 und Vitamin D_3 zusammenwirken und welche Rolle Magnesium dabei spielt« (siehe Seite 66) und in »Das Zusammenspiel von Osteocalcin, Osteoklasten und Osteoblasten« (siehe Seite 69) finden Sie eine Beschreibung der wichtigsten Vorgänge im Knochenstoffwechsel, die mithilfe von Vitamin D_3 und Vitamin K_2 ablaufen.

> Vitamin D_3 ist der calcium- und phosphatmobilisierende Faktor im Gefüge des Knochenstoffwechsels als Basis für ein lebenslang gesundes Skelett.

Das Parathormon spielt eine zentrale Rolle bei der Regulierung des Calciumhaushaltes und damit für gesunde Knochen. Gemeinsam mit Vitamin D_3 steuert es den Calciumhaushalt des Körpers. Ein Mangel führt zu Knochenerweichung bis hin zu Rachitis und Osteomalazie. Mehr über das Parathormon erfahren Sie im Kapitel »Ein sensibles Gleichgewicht: die Calciummenge im Blut« (siehe Seite 72).

> Bei der Einnahme von höheren Dosen Vitamin D_3 muss auch die Vitamin-K_2-Dosis steigen. Das gilt auch, wenn zusätzliches Calcium eingenommen wird.

Vitamin D_3:
entscheidend für das Immunsystem

Vitamin D_3 (in seiner Hormonform Calcitriol) ist das wichtigste Vitamin für das Immunsystem, weil sich Vitamin-D-Rezeptoren auf allen Leukozyten, den weißen Blutkörperchen, befinden. Damit ist Vitamin D_3 sowohl im angeborenen als auch im erworbenen Immunsystem aktiv. Durch die immunmodulierende Wirkung stärkt

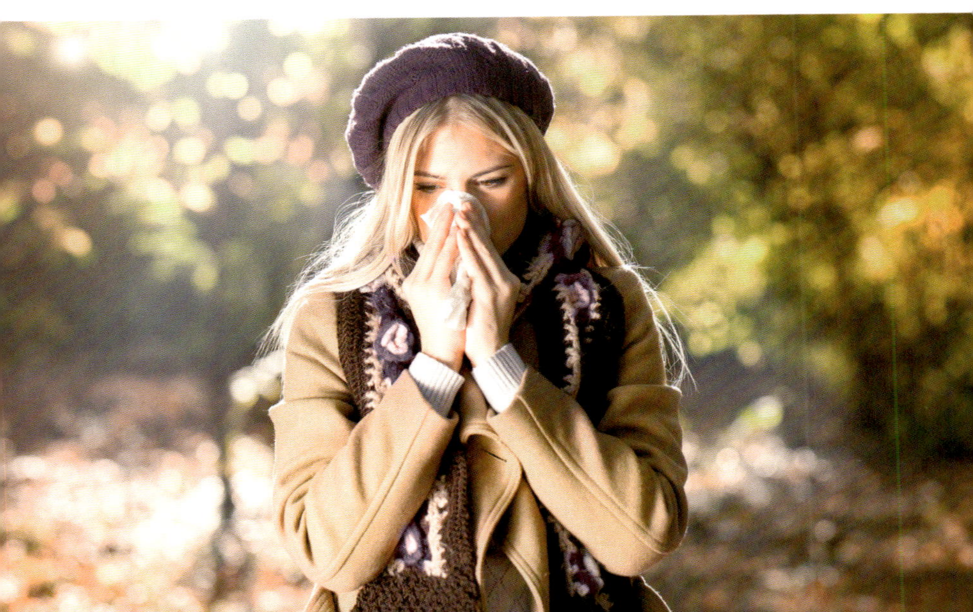

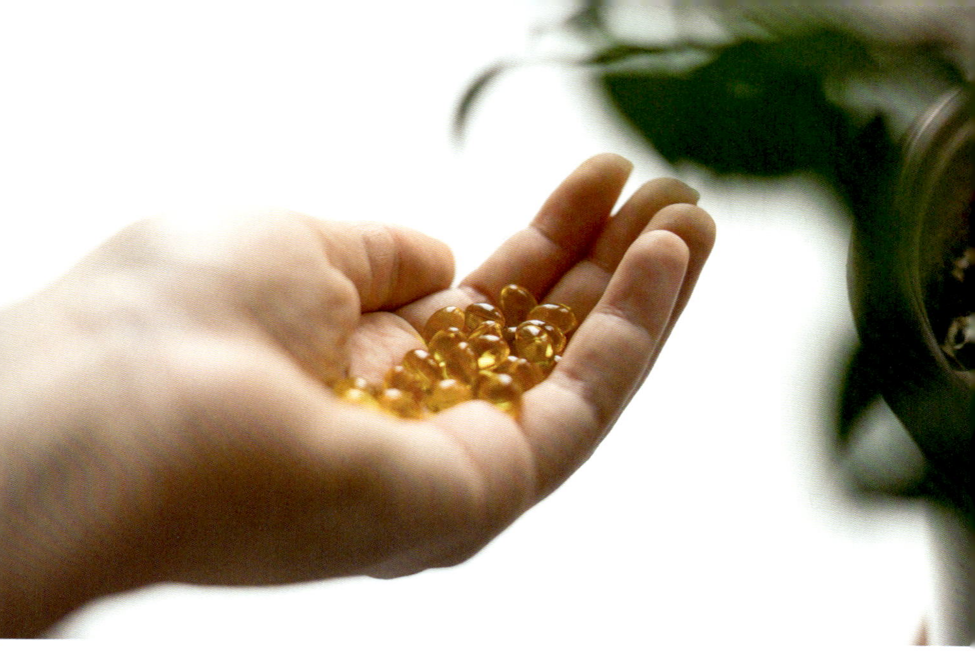

Vitamin D_3 ein schwaches Immunsystem[11] und reguliert Immunüberreaktionen wie die Ausschüttung großer Mengen an Entzündungszytokinen sowie Allergien und Autoimmunkrankheiten herunter.[12,13]

1981 schlug Robert Edgar Hope-Simpson vor, dass die unterschiedliche Sonneneinstrahlung der Grund für die saisonale Grippe sein könnte. Und tatsächlich: Wann sind die Menschen erkältet, wann haben sie Fieber oder sogar Influenza? Vitamin D_3 stimuliert die Bildung von Immunzellen wie Neutrophilen, Monozyten und natürlichen Killerzellen in den Atemwegen, wo sie eine wichtige Rolle beim Schutz der Lunge vor Infektionen spielen. Spätere Untersuchungen bestätigten Hope-Simpsons Annahme.[14] Zu bedenken ist außerdem, dass unser Immunsystem sich nicht nur um die Abwehr von Bakterien, Viren und Parasiten, sondern auch um viele andere Dinge kümmert wie die Reinigung der Zellen, den Abtransport von Giftstoffen, entarteten Zellen und Zellmüll. Das Immunsystem ist ein komplexes System, das unserem Überleben dient, und alles, was es stärkt, hilft uns, gut und gesund zu leben.

Vitamin D3:
wirksam gegen Covid-19?

Für einen Infekt braucht es zwei: einen Erreger und einen Wirt, dessen Immunsystem so geschwächt sein muss, dass es den Erreger nicht ausreichend bekämpfen kann. »Merkwürdigerweise haben sich Virologen und Immunologen in der öffentlichen Diskussion um die andauernde Covid-19-Pandemie praktisch nicht mit dem Immunsystem und dessen Stärkung beschäftigt. Dabei sind die wissenschaftlichen Beweise für den Nutzen von Nährstoffen für das Immunsystem erdrückend«, schreibt Dr. Schmiedel in seiner ausgezeichneten Arbeit »Wie wir das Immunsystem gezielt stärken können«.[15] Infektionen wie Covid-19 und Influenza treffen bei vielen Menschen auf einen durch Vorerkrankungen geschwächten Körper und haben dann freie Bahn.

Unter dem Titel »Vitamin D könnte laut Forschern ein Teil des ›komplexen Puzzles‹ von Corona sein – Studie zeigt Zusammenhang zwischen einem Mangel und schweren Verläufen« berichtete der *Business Insider* im Juli 2022 über die niedrigen Vitamin-

D3-Spiegel, die bei 82,2 Prozent der Covid-19-Patienten entdeckt wurden. In der gesunden Kontrollgruppe waren es dagegen nur 47,2 Prozent. Außerdem litten die Covid-19-Patienten, die im Schnitt nur 13,8 Nanogramm pro Milliliter (ng/ml) Vitamin D im Blut hatten, viel häufiger unter Bluthochdruck und Herz-Kreislauf-Erkrankungen und mussten länger im Krankhaus bleiben als diejenigen mit einem Blutspiegel von etwa 20 Nanogramm pro Milliliter. Auch die Entzündungswerte waren höher, was ein großes Risiko bei Infektionskrankheiten darstellt.[16]

> **ng/ml bedeutet Nanogramm pro Milliliter und misst die Konzentration im Blut.** (1 Nanogramm = 0,000 000 001 Gramm).
> µg/ml bedeutet Mikrogramm pro Milliliter (1 µg = 0,001 Milligramm bzw. ein Tausendstel Milligramm oder ein Millionstel Gramm).
> ng/mol bedeutet Nanogramm pro Mol (molare Masse) und misst die Masse pro Stoffmenge.

Vitamin D3 bietet mehrere Schutzmechanismen gegen Covid-19-Infektionen: Es stärkt die natürliche Barriere der Atemwege gegen die Einwanderung von Erregern und die angeborene sowie die erworbene Immunabwehr, sodass eine starke Immunantwort möglich ist. Gleichzeitig beruhigt Vitamin D3 überschießende Entzündungsreaktionen, senkt das Risiko eines Zytokinsturms und hält die oft schweren Komplikationen in Schach, die vor allem anfangs bei Covid-19 entstehen. Vitamin D3 schützt vor Blutgerinnseln und Thrombosen, die bei etwa einem Drittel der Patienten auftreten. Es ist davon auszugehen, dass Personen mit einem guten Vi-

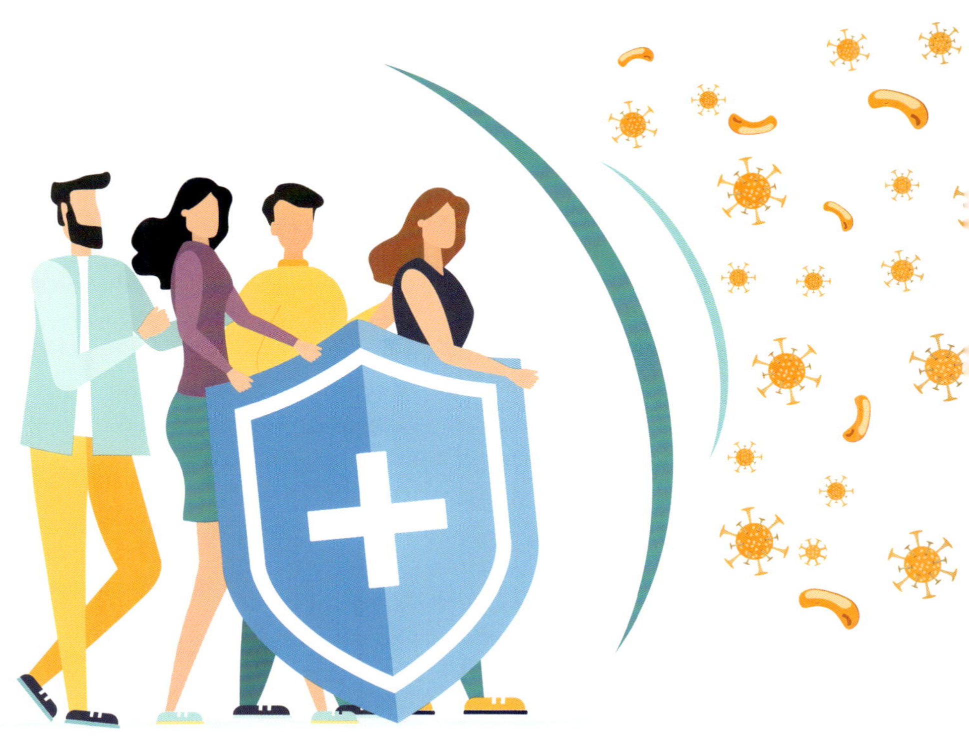

tamin-D_3-Spiegel seltener positiv getestet werden und seltener ins Krankenhaus kommen oder beatmet werden müssen. Eine Metaanalyse von 28 Studien vom März 2022 ergab, dass der Vitamin-D_3-Spiegel mit dem Auftreten, dem Schweregrad und der Sterblichkeitsrate der Covid-19-Infektion zusammenhängt.[17] Bereits 2019 kam eine Metaanalyse zu einem ähnlichen Ergebnis in Bezug auf Atemwegserkrankungen und Vitamin D_3: Menschen mit einem niedrigen Vitamin-D_3-Spiegel (10–20 nmol/l) haben zu etwa 86 Prozent mehr Infekte.[18]

Vitamin D_3:
Hilfe bei Krebs

Der einfachste Weg, um herauszufinden, ob es einen Zusammenhang zwischen dem Vitamin-D_3-Spiegel und Krebs gibt, ist der, den Breitengrad und die UV-Exposition mit der Krebsrate zu vergleichen. Es zeigte sich, dass bei hohen Vitamin-D_3-Spiegeln das Risiko, an Lungen-, Dickdarm-, Prostata-, Nieren- und Gebärmutterkrebs zu erkranken, weitaus geringer war. Bei Lungenkrebs wurde zum Beispiel ein um 45 Prozent (Männer) und 65 Prozent (Frauen) geringeres Risiko gefunden.[19] Zwischen den Patientengruppen mit den höchsten und niedrigsten Vitamin-D_3-Werten im Blut (weniger als 20 ng/ml im Vergleich zu mehr als 32 ng/ml) sank die Darmkrebsrate um 72 Prozent.[20] Eine finnische Studie fand sogar eine Reduktion des Lungenkrebsrisikos für Frauen um 84 Prozent.[21] Bei Prostata- und Darmkrebspatienten, deren Erkrankung im mittleren und hohen Bereich lag, sank das Sterberisiko um 60 beziehungsweise um 85 Prozent. Eine Zusammenstellung epidemiologischer Studien findet sich in dem 2007 im *American Journal of Public Health* publizierten Artikel »The Role of Vitamin D in Cancer Prevention«[22]. Es wird ersichtlich, dass eine Krebsbehandlung mit Vitamin D_3 erfolgreich sein kann, vor allem bei der Sterberate.[23]

Interessanterweise tritt bei der Bevölkerung von Sonnenregionen wie Spanien und Italien inzwischen auch häufiger ein Vitamin-D_3-Mangel auf – schließlich ist es weltweit Mode geworden, die Sonne zu meiden, und die Sonnencremeindustrie boomt.

Behandlung von Multipler Sklerose
mit hochdosiertem Vitamin D_3: Dr. Coimbras Erfolge

2,8 Millionen Menschen sind weltweit von Multipler Sklerose (MS) betroffen (Stand 2020). Die vier verschiedenen MS-Formen unterscheiden sich darin, ob die Symptome sich verbessern oder verschwinden, in welchem Umfang Entzündungen vorhanden sind und ob die Läsionen (Herde) mehr im Gehirn oder im Rückenmark vorkommen. Beim Vergleich der Breitengrade sind die Länder mit geringer Sonneneinstrahlung stärker betroffen.[24] Der brasilianische Neurologe und Forscher Dr. Cicero Coimbra wurde durch seine Erfolge bei der Behandlung von MS und Autoimmunerkrankungen mit hochdosiertem Vitamin D_3 bekannt. Dr. Coimbra beansprucht nicht, MS in allen Fällen heilen zu können, aber seine Behandlung kann das Fortschreiten verhindern. Auf seiner MS-Support-Seite im Internet können viele positive Zeugnisse nachgelesen werden.[25]

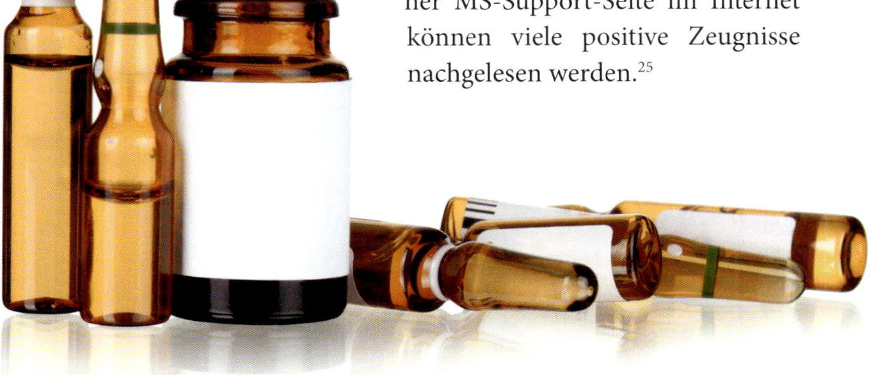

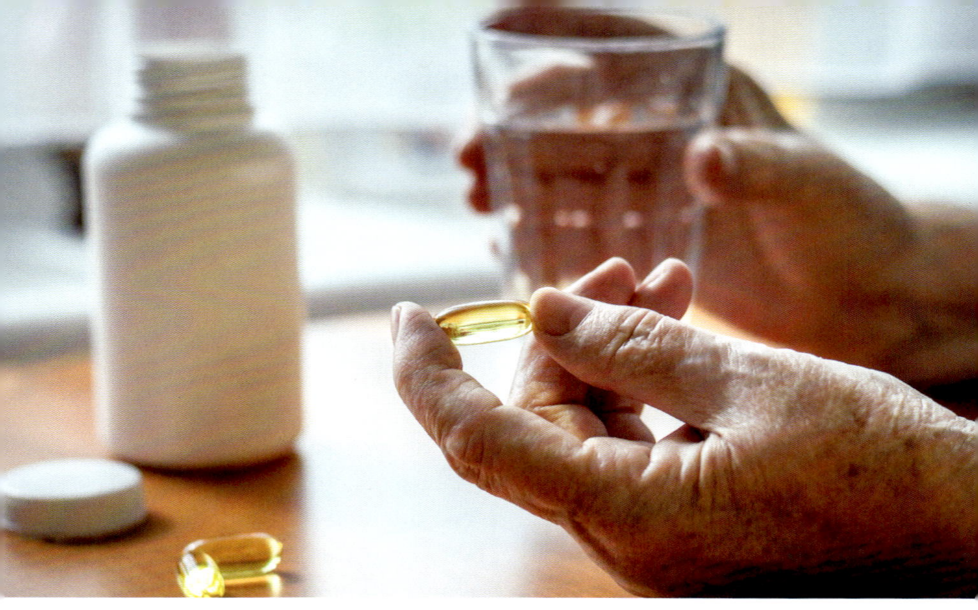

Vitamin D_3
und Erkrankungen

Angesichts der tiefgreifenden Wirkungen des Vitamin-Hormons ist es nur folgerichtig, dass Vitamin D_3 in allen wichtigen Bereichen des menschlichen Körpers vorbeugt, die Gesundheit erhält und eine Heilung effektiv unterstützt. Von Herz-Kreislauf-Erkrankungen über Multiple Sklerose, Diabetes, Asthma, Knochen- und Zahngesundheit, Vorbeugung gegen Erkältungen und Infektionen, rheumatoide Arthritis, chronische Schmerzen, chronisch-entzündliche Darmerkrankungen bis hin zur Fitness und Gesundheit des Gehirns ist Vitamin D_3 unser hilfreicher Freund. Nicht zuletzt hilft das Hormon, besser mit Stress umzugehen.

Dosierung: Wie ein Rechenfehler zu falschen Empfehlungen führte

Die offiziell angegebene Dosierung für Vitamin D_3 ist noch immer viel zu gering. Ein statistischer Fehler bestimmte die Höhe der offiziellen Tagesempfehlungen – mit weitreichenden Folgen für die Gesundheit der Bevölkerung.[26] Seit den 1960er-Jahren lag die Tagesempfehlung für Personen bis 50 Jahre bei 200 IE (Internationale Einheiten). 2011 erhöhte das Institute of Medicine (IOM) auf 600 IE. Die Deutsche Gesellschaft für Ernährung (DGE) empfiehlt sogar noch weniger: pro Tag 400 IE. Das entspricht einem Vitamin-D_3-Status von 20 µg/ml 25(OH)D (Vitamin D_3). Als sichere Tageshöchstdosis gelten für Erwachsene 2000–4000 IE, vor höheren Dosen wurde und wird noch immer massiv gewarnt.

Diese Empfehlungen liegen weit hinter dem zurück, was Vitamin-D-Experten als Bedarf ermittelt haben. Frei verkäufliche Vitamin-D_3-Präparate müssen noch heute stark unterdosiert sein beziehungsweise die Einnahmeangaben müssen der offiziellen Empfehlung entsprechen. Deutschland hinkt mit der Empfehlung von 20 Mikrogramm nicht nur den USA hinterher, sondern auch dem Rest von Europa: Dort gelten 50 Mikrogramm beziehungsweise 2000 IE pro Tag als empfohlene Maximaldosis. Klinische Studien zeigen dagegen, dass auch die langfristige Einnahme von 10 000 IE risikofrei ist. Eine Überdosierung kann ab 50 000 IE pro Tag eintreten. Das entspricht Blutwerten von mehr als 150 Mikrogramm pro Milliliter. Ab dieser Dosis über mehrere Monate hinweg kann eine Hyperkalzämie auftreten, das heißt, es befindet sich zu viel Calcium im Blut, wie indische Forscher im Mai 2011 im *Oman Medical Journal* berichteten.[27] Dabei ist zu bedenken, dass die Verträglichkeit hoher Dosen davon abhängt, wie viel von den fünf Co-Faktoren im Körper vorhanden ist. Bei der Frage nach der richtigen Dosierung muss einbezogen werden, dass Alter, Sport, körperliche Belastungen, Stress, Umweltgifte, Nikotin, Alkohol und Krankheiten den Bedarf deutlich erhöhen. Und: Vitamin D_3 braucht genügend Vitamin K_2! Dazu Dr. Kate Rhéaume-Bleue: »Trotz all der Befürchtungen im Hinblick auf Vitamin-D-Mangel müssen wir uns bewusst sein, dass zu viel Vitamin D allein die Knochen demineralisieren kann. Vitamin D erhöht nämlich sowohl den Bedarf an Vitamin K_2 als auch die möglichen Vorteile der von Vitamin K_2 abhängigen Proteine wie MGP und Osteocalcin.«[28]

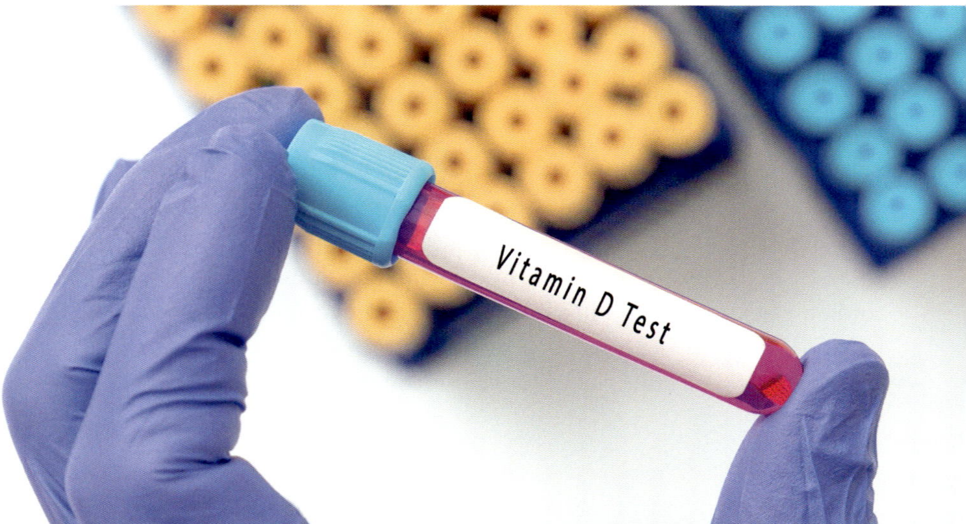

Die optimale
Vitamin-D_3-Zufuhr

> **Der Vitamin-D_3-Spiegel kann in nmol/l oder ng/ml angegeben werden.**
> 1 ng/ml = 2,5 nmol/l und 1 nmol/l = 0,4 ng/ml.
> Beispiele: 50 ng/ml = 125 nmol/l und 100 nmol/l = 40 ng/ml

Das entscheidende Kriterium für eine gute Versorgung ist die Vitamin-D-Konzentration im Blut (ng/ml), nicht die eingenommene Dosis. Ihren Vitamin-D-Blutstatus können Sie in einer Arztpraxis oder auch selbst mithilfe eines im Internet bestellbaren Vitamin-D-Testkits bestimmen. Der Testkit besteht aus einem Blutentnahme-Set, mit dem Sie sich einige Tropfen Blut abnehmen, es auf eine Blutfilterkarte aufbringen und das Ergebnis an die Herstellerfirma senden können.

Vitamin-D-Forscher wie Prof. Dr. Holick nennen die folgenden Werte für den Vitamin-D-Status im Blut: Ein Mangel beginnt bei weniger als 50 nmol/l (20 ng/ml); 50–80 nmol/l (20–35 ng/ml) entsprechen einer Unterversorgung; 80–150 nmol/l (35–60 ng ml) guten Normalwerten; 150–225 nmol/l (60–90 ng/ml) guten hohen Werten; 225–374 nmol/l (90–150 ng/ml) einer Überversorgung, und bei einem Wert, der über 374 nmol/l liegt (150 ng/ml), beginnt die Vitamin-D-Vergiftung. Werte zwischen 40 und 50 ng/ml gelten als gut.

Wenn Sie die Einleitung zu diesem Buch oder vielleicht sogar das Buch *Hochdosiert: Die wundersamen Auswirkungen extrem hoher Dosen von Vitamin D_3, dem Sonnenscheinhormon* von Jeff T. Bowles gelesen haben, wissen Sie, dass sehr hohe Dosierungen von Vitamin D_3 bereits ganz erstaunliche Heilungserfolge erzielten. Bei einigen Anwendern ging der berühmte »Schuss« nach hinten los – weil es, wie sich herausstellte, an den Co-Faktoren fehlte. Natürlich muss jeder selbst entscheiden, wie viel er einnehmen möchte, aber die Datenlage zeigt: Bei einem festgestellten Mangel und/oder Erkrankungen und Symptomen kann eine Hochdosierung über einen längeren Zeitraum durchaus sinnvoll sein. Als Anfangsdosis empfiehlt Professor Holick einmal 10 000 IE, danach täglich 10 000 IE für 4 Wochen. Als Erhaltungsdosis werden 3000–5000 IE für den Winter und 400–2000 IE für den Sommer genannt. Die Sommerdosis setzt allerdings voraus, dass Sie genügend Sonne abbekommen und ohne Sonnenschutz, mit wenig bedeckender Kleidung unterwegs sind. Wenn Sie das ganze Jahr etwa die gleiche Dosis einnehmen, baut Ihr Körper Reserven für den Winter auf, denn Vitamin D_3 wird eingelagert. Außerdem variiert die Fähigkeit der einzelnen Menschen, Vitamin D_3 in der Sonne zu bilden, erheblich. 3000–5000 IE für den Winter sind keine besonders hohe Dosis

> Nehmen Sie Vitamin D_3 – wie alle fettlöslichen Vitamine – mit etwas Fett ein, so wird es besser aufgenommen.

Darf's ein bisschen mehr sein?

6200 IE, 8895 IE, 9122 IE pro Tag – die Wissenschaftler Paul J. Veugelers und John Paul Ekwaru veröffentlichten 2014 eine bahnbrechende Studie unter dem Titel »Ein statistischer Fehler bei der Schätzung der empfohlenen Tagesdosis für Vitamin D«. Darin wiesen die Forscher nach, dass für 97,5 Prozent der Menschen 8895 IE pro Tag notwendig sind, um im Blut eine Konzentration von etwa 50 Nanomol pro Liter (nmol/l) zu erreichen, auch wenn diese Werte deutlich über der offiziellen Empfehlung von 600 IE und der offiziellen Einnahmeobergrenze von 4000 IE liegen.[29] Einige Monate später antwortete ein Team um Robert Heaney und Cederic Garland

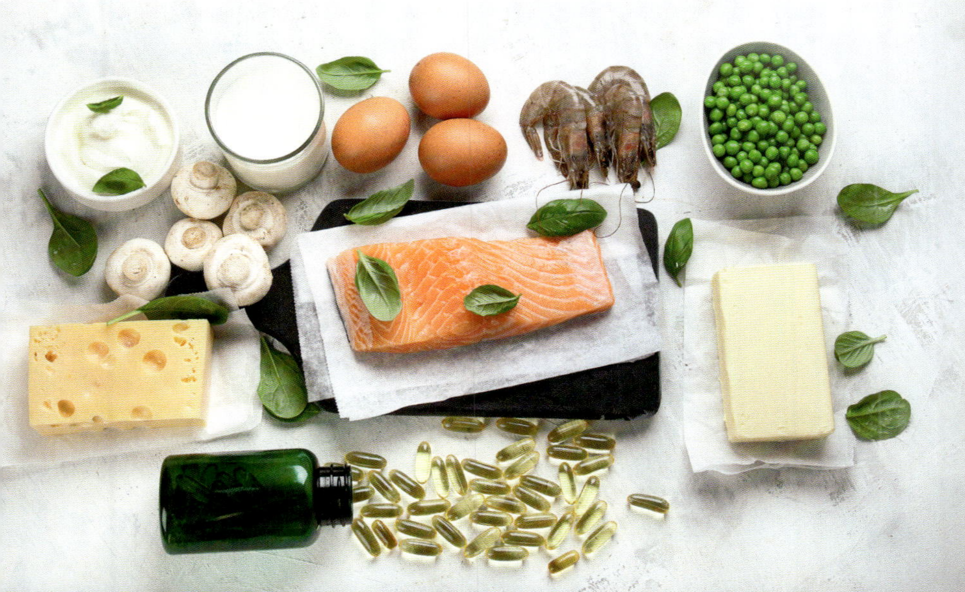

und erklärte, dass 6201 IE pro Tag nötig seien, um die Empfehlung der Endocrine Society von 75 Nanomol pro Liter zu erreichen, und 9122 IE täglich für 100 Nanomol pro Liter.[30] Diese Werte werden unter den heutigen Lebens- und Ernährungsbedingungen praktisch von niemandem erreicht – wenn nicht substituiert wird. Dass Deutschland ein Vitamin-D_3-Mangelland ist, weiß auch das RKI. Im RKI-Bericht von 2016 wird nach Jahreszeiten unterschieden und festgestellt, dass im Winter – also gerade dann, wenn wir wegen der höheren Infektionsgefahr eine gute Vitamin-D_3-Versorgung brauchen – über 80 Prozent der Bundesbürger einen mittleren

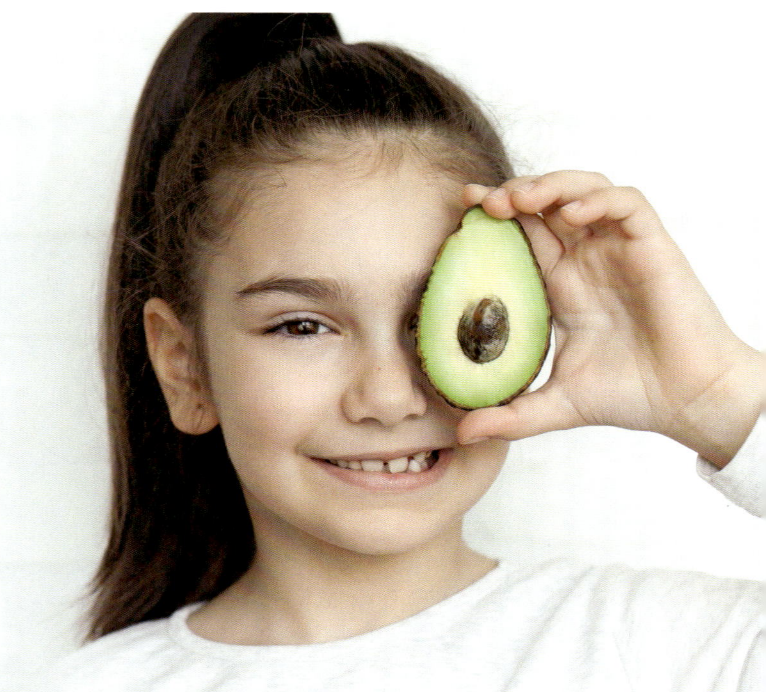

und über 50 Prozent einen schweren Vitamin-D_3-Mangel haben.[31] Dr. Schmiedel schreibt dazu: »Diese Mangelzustände sind katastrophal und in Anbetracht der vom RKI selbst erhobenen Zahlen und einer global bedrohlichen Pandemie ist unbegreiflich, wieso das RKI nicht für eine bessere Vitamin-D-Versorgung eintritt.«[32] Sie sehen also, der Spielraum nach oben ist deutlich höher, und der Zielwert für Vitamin D_3 im Blut liegt eher bei 100 statt bei den offiziell präferierten 50 Nanomol pro Liter.

> Wenn Sie sich für eine höhere Vitamin-D_3-Einnahme entscheiden, müssen Sie sich auch für die Einnahme einer ausreichenden Menge der Co-Faktoren entscheiden! Die Wirksamkeit und Verträglichkeit hoher Dosen hängt davon ab, wie viel von den fünf Co-Faktoren im Körper vorhanden ist!

Kann Vitamin D_3 toxisch sein?

Hyperkalzämie – zu viel Calcium im Blut – gilt als eine der Folgen einer zu hohen Vitamin-D_3-Einnahme. Der Wissenschaftler Christopher Masterjohn brachte dagegen bereits 2007 eine alternative Theorie ein, die dem heute verbreiteten Wissen über die Beziehung zwischen den Vitaminen D_3 und K_2 vorausging. Masterjohn stellte fest, dass Vitamin D_3 die Bildung von Proteinen erhöht, die von Vitamin K_2 aktiviert werden müssen, wodurch sich das vorhandene K_2 schneller erschöpft. Die Symptome eines K_2-Mangels wie Knochenschwund und Verkalkung ähneln denen einer Hypervitaminose, einer überhöhten Einnahme von Vitaminen.[33] Die Toxizität von Vitamin D_3 liegt weit unter der von Vitamin A, da es umfangreiche Regulierungsmechanismen im Körper gibt, insbesondere durch Vitamin K_2 und weitere Co-Faktoren. Nur wenn sehr hohe Mengen Calcium aufgenommen werden, und das auch noch ohne die notwendigen Begleitfaktoren, kann Vitamin D_3 toxisch wirken – in Form einer Calciumvergiftung.

Symptome
eines Vitamin-D_3-Mangels

Osteoporose, erhöhte Knochenbruchgefahr, Osteomalazie, Rachitis, Hypokalzämie, Immunschwäche, Infektanfälligkeit, Atemwegserkrankungen, Kreislaufschwäche, Muskelschwäche, Muskelschmerzen, Krämpfe, Autoimmunerkrankungen wie Multiple Sklerose, neurologische Erkrankungen, Depressionen, Nervenschmerzen, Krämpfe, Muskelschmerzen, Herzrhythmusstörungen, Kreislaufschwäche, Diabetes mellitus, Leistungsschwäche, Konzentrationsschwierigkeiten, Müdigkeit, Stimmungsschwankungen, Schwindel, Kopfschmerzen und mehr.

Lebensmittel,
die Vitamin D enthalten

Gute Quellen sind fette Fische wie Hering, Makrele und Lachs, Lebertran und Fischöle, Eigelb, Speisepilze (keine Kulturpilze) und Lebensmittel, denen Vitamin D_3 zugesetzt wurde wie Margarine. Vitamin D_2 hingegen kommt in pflanzlichen Lebensmitteln nur in geringen Mengen vor.

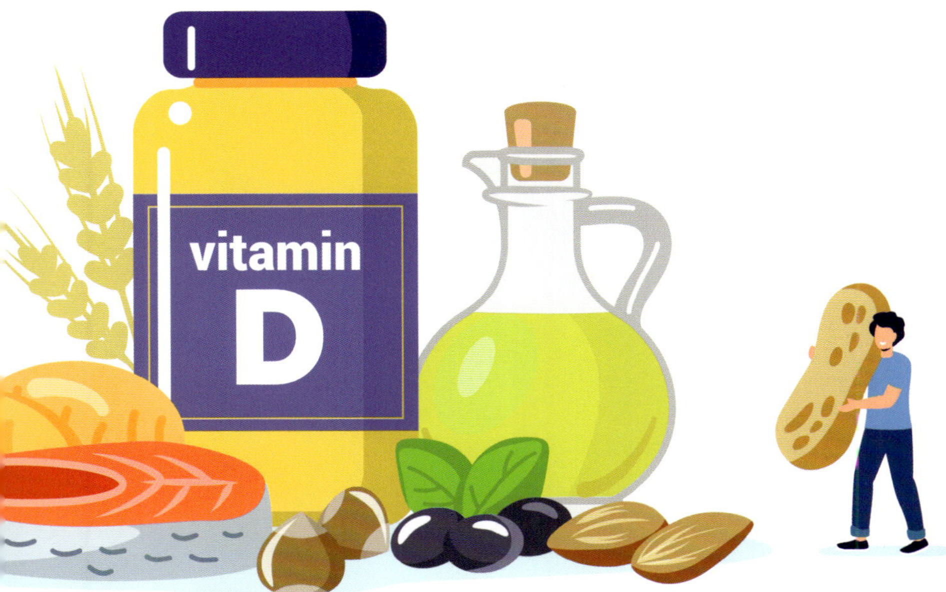

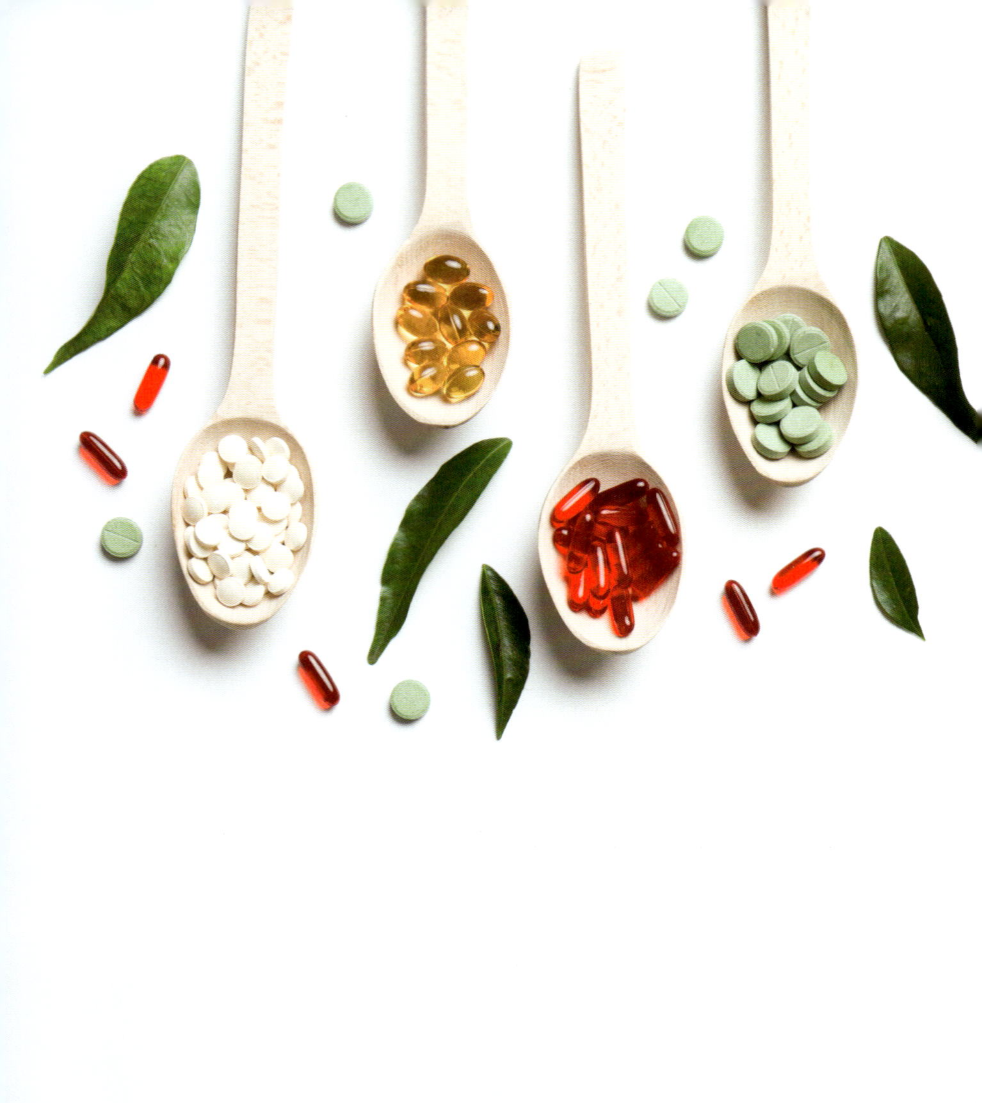

Die Co-Faktoren von Vitamin D_3

»Wir brauchen die ganze Truppe, jeden Spieler des Teams, wenn wir erfolgreich sein wollen.«

Pep Guardiola

Was sind Co-Faktoren?

Co-Faktoren sind die kleinen, unentbehrlichen Helfer der Enzyme. Sie unterstützen diese, indem sie die zahllosen Reaktionen beschleunigen, die in unserem Körper unaufhörlich ablaufen. Ohne Enzyme wäre das Leben nicht möglich. Wenn uns Co-Faktoren fehlen, können die betroffenen Enzyme ihre Aufgabe nicht erfüllen, was zu gravierenden Stoffwechselstörungen und Erkrankungen führt.

Vitamine und Mineralstoffe dienen als Co-Faktoren, die der Körper benötigt, um richtig zu funktionieren. Viele, aber nicht alle Vitamine sind ebenfalls Co-Faktoren. Vitamine, die als Co-Faktoren wirken, werden auch als Coenzyme bezeichnet. Die meisten Vitamine werden im Körper in Co-Faktoren umgewandelt mit Ausnahme von Vitamin C, das direkt als Co-Faktor arbeitet. Neben den wasserlöslichen Vitaminen und Vitamin K_2 wirken auch viele Mineralstoffe als Co-Faktoren, zum Beispiel Kalium, Chlorid, Natrium, Calcium, Phosphor und Magnesium, auch Eisen, Zink, Mangan, Jod, Kupfer, Selen und Molybdän.

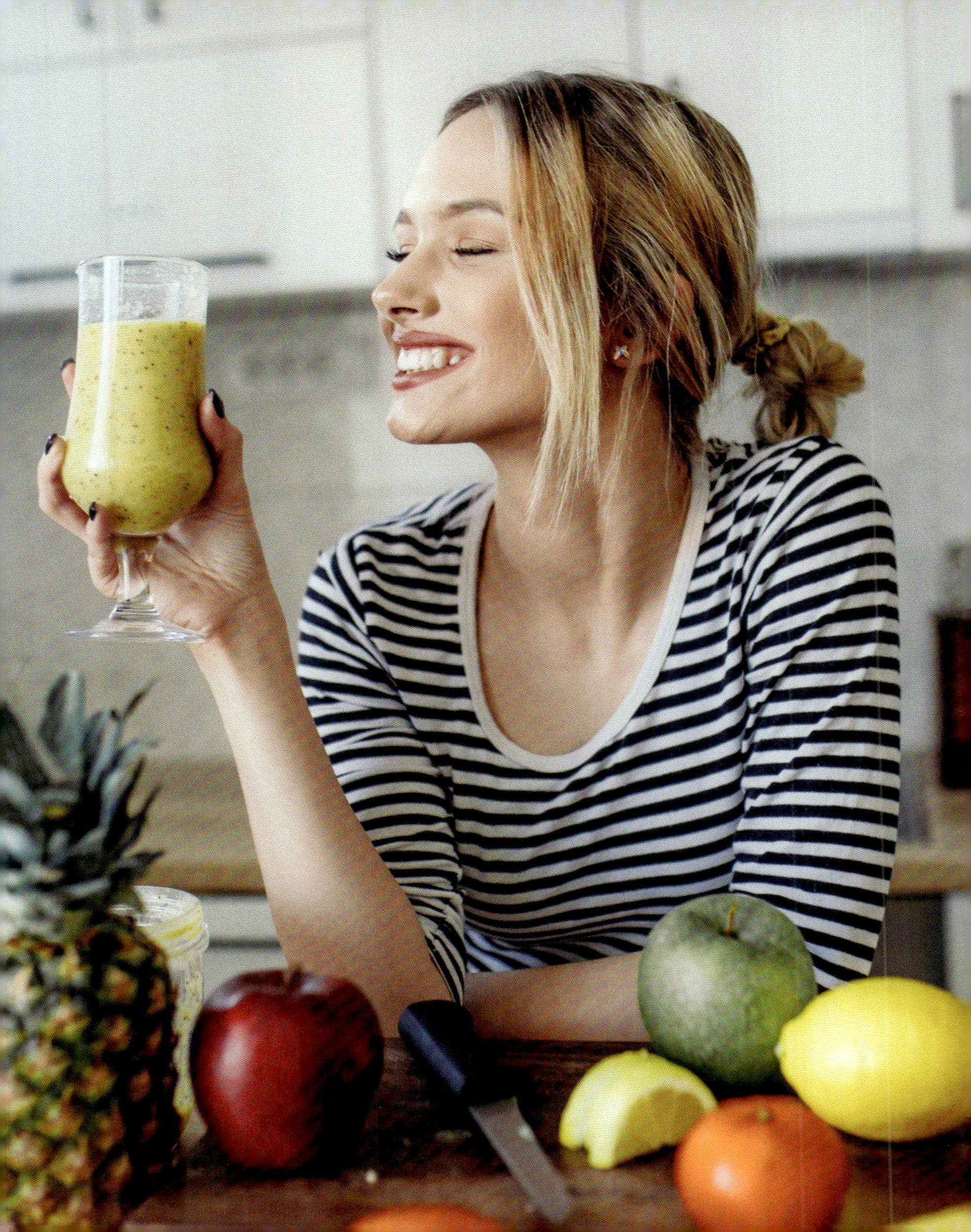

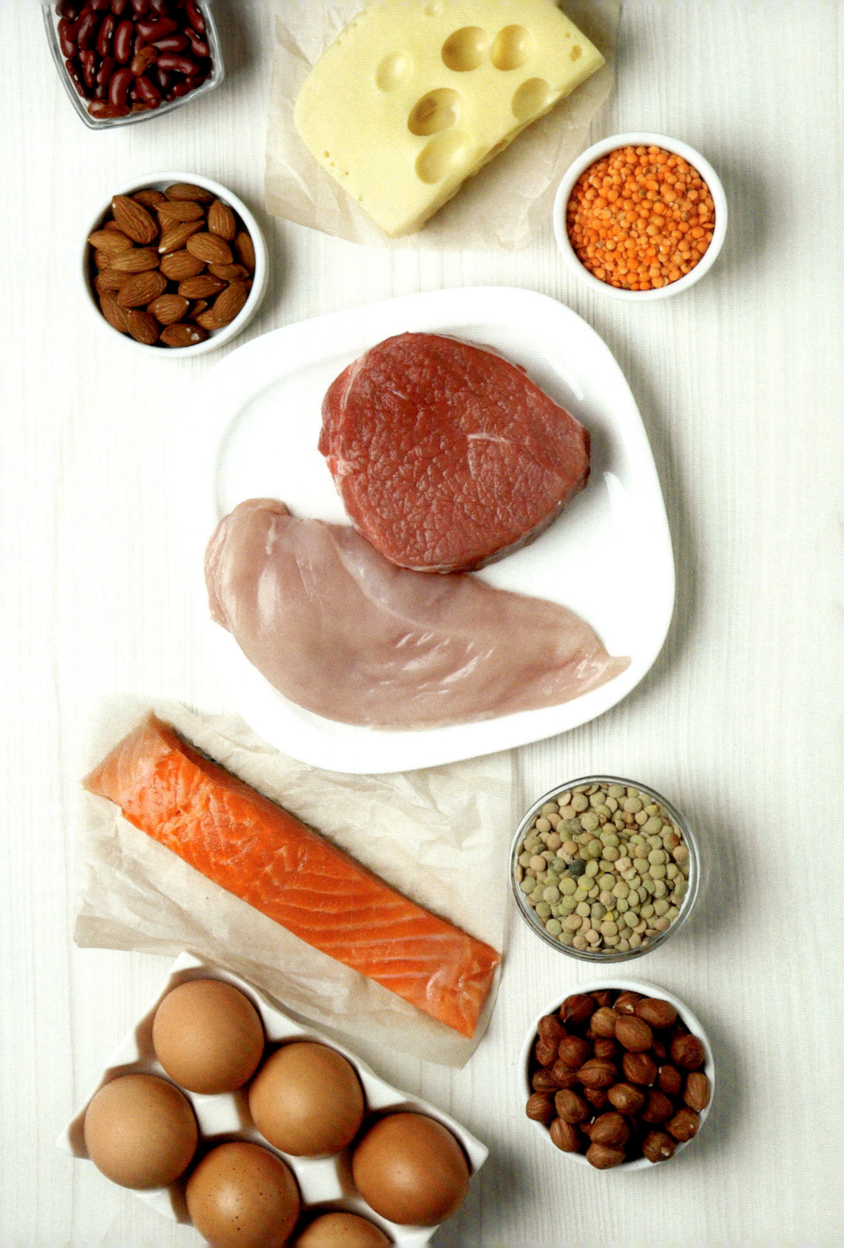

Co-Faktor Nr. 1: Vitamin K_2

*»Wir brauchen Vitamin D,
um von Vitamin K profitieren zu können,
und umgekehrt. Bei einem Mangel an
Vitamin D kann Vitamin K_2 seine Aufgabe
nicht erfüllen, das Calcium von den Arterien
weg und in die Knochen zu leiten.«*

Kate Rhéaume-Bleue in *Vitamin K_2 und das Calcium-Paradoxon – Ein kaum bekanntes Vitamin als Lebensretter*

Vitamin K2 im Überblick

Vitamin K2 …

- ⟶ aktiviert die GLA-Proteine, welche für die Blutgerinnung und die Steuerung von Calcium wichtig sind.
- ⟶ beeinflusst die Blutgerinnung gemeinsam mit Vitamin K1.
- ⟶ reguliert bestimmte Zellprozesse.
- ⟶ verhindert Kalkablagerungen in Blutgefäßen und Knorpeln.
- ⟶ schützt vor Arterienverkalkung und kann sie verringern.
- ⟶ erhöht den Mineralstoffgehalt in den Knochen, erhält die Knochenqualität.
- ⟶ hemmt den Knochenabbau bei Frauen nach den Wechseljahren, senkt das Osteoporoserisiko.
- ⟶ verringert das Risiko für Herz-Kreislauf-Erkrankungen und hohen Blutdruck.
- ⟶ unterstützt die Reparatur in Leber, Nieren, Blutgefäßen, Augen und Nervenzellen.
- ⟶ ist wichtig für die Wundheilung, reduziert Hautentzündungen.
- ⟶ reduziert Falten.

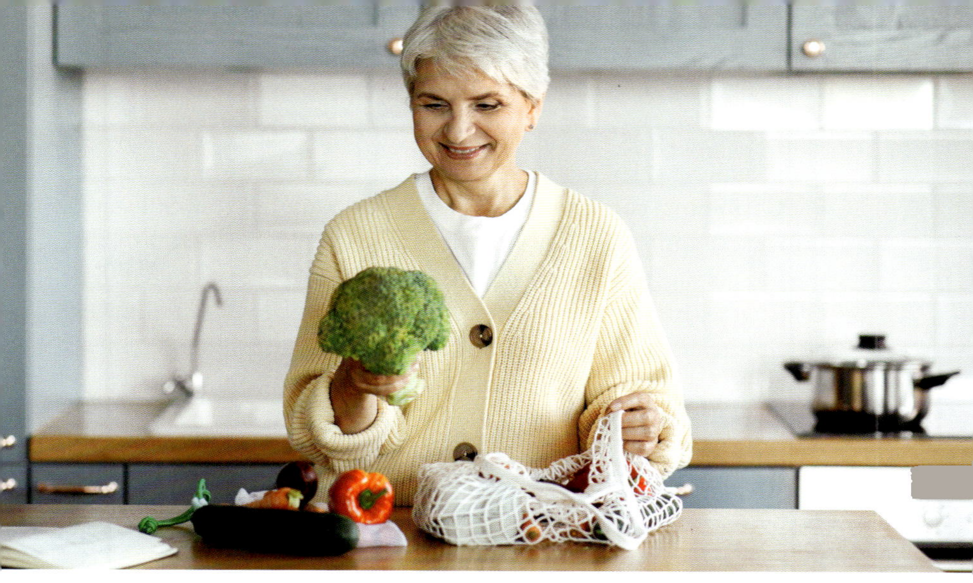

Was ist Vitamin K_2?

Lange Zeit führte Vitamin K_2 ein Schattendasein hinter den Vitamingiganten wie Vitamin C oder D_3. Nun ist es zum Star aufgestiegen, denn K_2 ist nicht nur ein wichtiger Kombinationsfaktor für D_3, es hat auch zahlreiche eigene Wirkungen. Aktuelle Forschungen belegen, dass Vitamin K_2 nicht nur für die Knochen oder die Blutgerinnung gebraucht wird, sondern auch für weitere, extrem wichtige Aufgaben wie zum Beispiel die Insulinproduktion. Trotz der wachsenden Zahl an Informationen und Studien sind viele Ärzte noch nicht mit Vitamin K_2 vertraut.

Vitamin K besteht aus einer Gruppe von fettlöslichen Vitaminen, unter denen K_2 (Menachinon, Menaquinone, MK-7) besonders interessant ist, weil es die beste Bioverfügbarkeit hat. Zu seinem Namen kam Vitamin K, weil es für die **K**oagulation, das heißt die Gerinnung, sorgt und die Blutung von Wunden zum Stillstand bringt. Vitamin K_1 hingegen aktiviert sowohl gerinnungshemmende als auch gerinnungsfördernde Faktoren und reguliert das Gleichgewicht zwischen beiden. Fehlt Vitamin K_1, so kommt es zu Blutungen, die lebensbedrohliche Ausmaße annehmen können. Vitamin K_1 (Phyllochinon) wird aus Pflanzen synthetisiert und aktiviert die Proteine, die für die Blutgerinnung gebraucht werden. Vitamin K_2 wird bakteriell erzeugt und aktiviert die Proteine, die den Knochen- und Zahnaufbau ermöglichen. Die Untervariante MK-7 von Vitamin K_2 hat eine besonders hohe Bioverfügbarkeit und wird deshalb in den meisten Produkten bevorzugt.

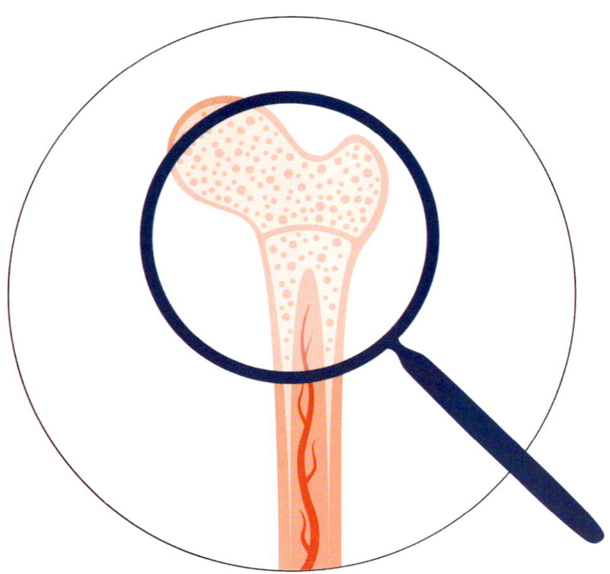

Vitamin K_2 gibt es in zwei Formen: als MK-4 und MK-7. Auf Nahrungsergänzungsmitteln finden Sie daher eine der beiden Angaben. Beide Formen existieren in der Natur, das natürliche MK-4 eignet sich jedoch nicht für die Herstellung von Nahrungsergänzungsmitteln und wird daher synthetisch hergestellt. MK-7 wird aus Nattō (Soja) hergestellt. Es wird langsamer ausgeschieden und liefert daher einen höheren und stabileren Vitamin-K_2-Gehalt im Blut als MK-4-Produkte.

Vitamin K_2 aus Milch und Fleisch von Weidetieren:

Warum Bio vorzuziehen ist

Die meisten Menschen, die in der industrialisierten Welt leben, haben einen K_2-Mangel. Milch und Fleisch stammen nicht mehr von Weidetieren, die auf der Weide leben und frisches Gras fressen, sondern aus der Massentierhaltung. Die Tiere werden in Ställen gehalten und mit Kunstfutter und Silage (Silofutter) gefüttert. Bereits 2012 schrieb Greenpeace in dem Artikel »Grünfutter für Kühe verbessert Milchqualität und macht Gentechnik überflüssig«: »Um eine hohe Milchleistung zu erzielen, wird den Kühen in vielen Betrieben neben herkömmlichem Futter wie frischem Gras, Heu und Silage (Grasschnitt, das durch Gärung haltbar gemacht wurde) auch immer mehr Kraftfutter verfüttert. Dieses Kraftfutter besteht überwiegend aus Getreide, Resten der Zucker- und Stärkeherstellung sowie Raps- und Sojaschrot. Hochleistungstiere, die über 10 000 Liter

Milch pro Jahr geben, erhalten oft mehr Kraftfutter als herkömmliches Futter.« Auch das durch Gärung haltbar gemachte Silofutter ist nicht unbedenklich, weil es sehr sauer ist. Milch und Fleisch von Weidetieren liefern nachweislich mehr Vitamin K_2. Bewiesen ist auch, dass frisches Grünfutter den Gehalt an einfach und mehrfach ungesättigten Fettsäuren erhöht, wodurch sich das wichtige Verhältnis von Omega-3- zu Omega-6-Fettsäuren im Stoffwechsel der Tiere verbessert. Unsere wichtigsten Quellen für Vitamin K_2 sind tierische Produkte wie Rindfleisch, Milch und Milcherzeugnisse (in Bioqualität), aber es kommt auch in fermentierten pflanzlichen Lebensmitteln wie Sauerkaut und Nattō vor. Mehr über biologische versus konventionelle Landwirtschaft erfahren Sie bei Heimische Landwirtschaft (*https://www.heimischelandwirtschaft.de/themen/biologische-vs-konventionelle-landwirtschaft*).

Wie Vitamin K_2 und Vitamin D_3 zusammenwirken und welche Rolle Magnesium dabei spielt

Vitamin K_2 und D_3 unterstützen und verstärken sich gegenseitig. Einer braucht den anderen. Während Vitamin D_3 Calcium mobilisiert, sorgt K_2 dafür, dass es sich in den richtigen Bereichen in Knochen, Gelenken und Zähnen einlagert statt in den Arterien, Herzklappen oder in Form von Nierensteinen. Studien, die über mehrere Jahre durchgeführt wurden, belegen die zentrale Rolle beider Vitamine im Calciumstoffwechsel und ihre positiven Wirkungen auf die Knochengesundheit. Beide Vitamine erhöhen die Knochendichte,[34] verringern den Verlust an Knochenmasse,[35] senken das Risiko für Knochenbrüche sowie Gefäßverkalkung[36,37,38] und bauen zu hohe Calciummengen im Blut ab.

> Unter Calciumstoffwechsel werden alle Stoffwechselvorgänge zusammengefasst, die für die Aufnahme, Verteilung, Speicherung und Ausscheidung von Calcium im Körper sorgen.

Calcium ist einer der Grundbausteine des Körpers, es kann aber gefährlich werden, wenn es nicht richtig gelenkt wird. Um Calcium richtig zu lenken, muss eine ausreichende Menge an Vitamin K2

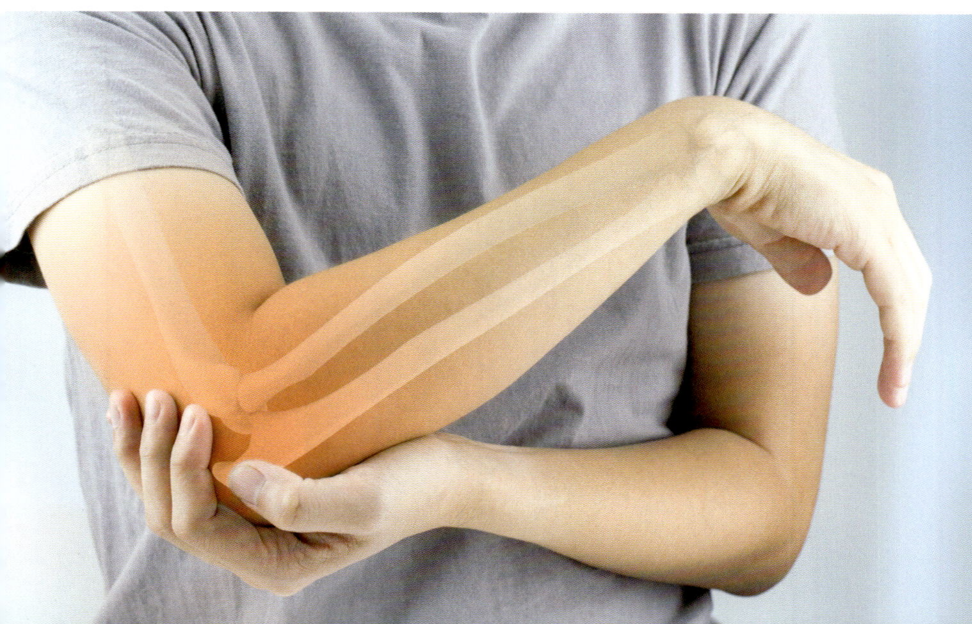

und Magnesium vorhanden sein. Die bei einem Mangel entstehende Arterienverkalkung ist die Grundlage der meisten Herz-Kreislauf-Erkrankungen. Hier schließt sich der Kreis bei Vitamin D_3: Calcium kann nur aufgenommen werden, wenn genügend Vitamin D_3 (Calcitriol) vorhanden ist, und dieses wird wiederum nur mithilfe von Magnesium aktiv.

> Die Vitamine D_3 und A sagen den Zellen, welche Proteine (zum Beispiel Osteocalcin) sie bilden sollen und wie viel davon. Vitamin K_2 aktiviert diese Proteine und verleiht ihnen die Fähigkeit, Calcium zu binden.

Besonders häufig wurde untersucht, welche Wirkung Vitamin-K_2-Gaben auf postmenopausale Frauen mit Osteoporose haben. 2022

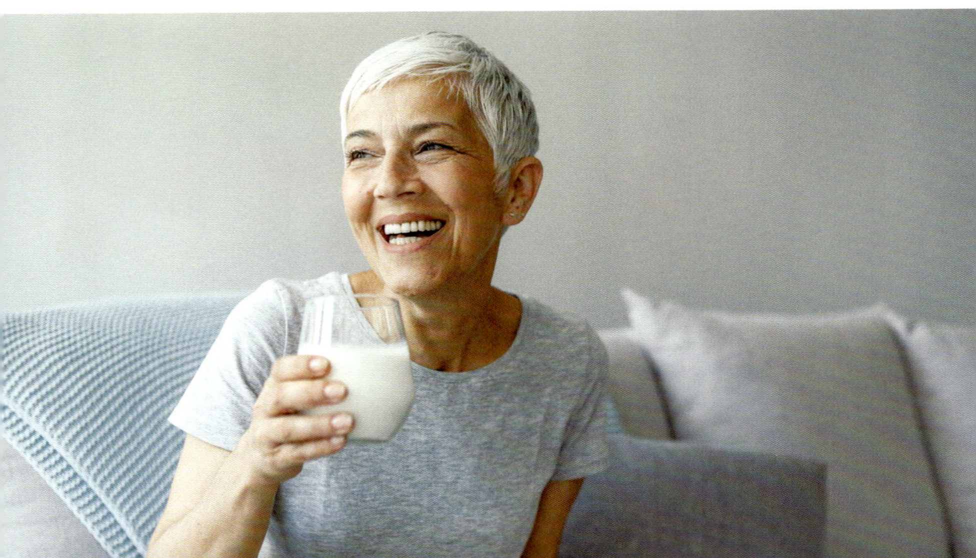

stellten chinesische Wissenschaftler eine Metaanalyse zu den Studien zusammen. Die Ergebnisse weisen darauf hin, so die Forscher, dass Vitamin K2 sich positiv auf den Erhalt und die Verbesserung der Knochendichte auswirkt. Die Zahl der Knochenbrüche war zurückgegangen und der uc-Osteocalcin-Serumspiegel, der bei schlechter Vitamin-K2-Versorgung ansteigt, war gefallen.[39]

Das Zusammenspiel von
Osteocalcin, Osteoklasten und Osteoblasten

Osteocalcin ist ein wichtiger Marker für die Beurteilung der Knochenneubildung. Der Wert wird im Blut gemessen und sollte innerhalb bestimmter Messgrenzen liegen, denn ein deutlich erhöhter Wert kann eine sogenannte High-Turnover-Osteoporose mit starkem beziehungsweise schnellem Knochenabbau und einer Neigung zu Brüchen vor allem bei älteren Menschen anzeigen. Ein zu niedriger Wert weist dagegen auf einen zu geringen Knochenabbau oder einen schwächeren Knochenaufbau hin.

Vitamin K2 aktiviert Osteocalcin, ein Peptidhormon, das Calcium aus Blut und Weichgeweben bindet und in die Knochen bringt. Osteocalcin wird in den Osteoblasten gebildet, den Knochenzellen, die die Knochensubstanz aufbauen und erneuern. Ihr Gegenspieler sind die Osteoklasten, die Knochengewebe abbauen, um Platz für frisches Gewebe zu schaffen und Zellschutt abzutransportieren. Wie alle anderen Gewebe des Körpers befinden sich auch die Knochen in einem ständigen Umbau, weshalb ein ausgeglichenes Verhältnis zwischen Aufbau und Abbau außerordentlich wichtig ist. Ohne Vitamin K_2 gibt es kein Osteocalcin – mit kumulierenden Folgen für die Knochensubstanz.[40] Doch bevor Osteocalcin aktiviert werden kann, muss es zuerst gebildet werden. Das geschieht durch Calcitriol, das Vitamin-D-Hormon (D_3).[41] Das Gleiche gilt für das Matrix-GLA-Protein (MGP), das ebenfalls durch Vitamin K_2 aktiviert wird und Weichgewebe elastisch hält.[42] In diesem Zusammenhang ist es aufschlussreich, dass eine chronische Nierenerkrankung meist auch von einer Verkalkung der Arterien begleitet wird. Osteocalcin und MGP sorgen gemeinsam dafür, dass Calcium in den Knochen und nicht an den Gefäßwänden, in Nieren und anderen Weichteilen eingelagert wird.[43] Bisher ist noch nicht geklärt, auf welche Weise MGP wirkt.

Vitamin-K2-Mangel:
Hyperkalzämie als mögliche Folge

Ohne eine ausreichende Menge an Vitamin K_2 kann Vitamin D_3 eine Hyperkalzämie (zu viel Calcium im Blut) auslösen. Vitamin D_3 steigert die Calciumaufnahme im Darm, damit sich die Knochen schneller regenerieren können, hemmt die Ausscheidung von Calcium in den Nieren und stimuliert die Synthese der Proteine Osteocalcin und MGP, die dann durch Vitamin K_2 aktiviert werden müssen. Vitamin K_2 und Magnesium werden gebraucht, um die großen Mengen an Calcium, die als Folge der Calciummobilisierung durch Vitamin D_3 im Blut ankommen, in die Knochen zu lenken. Sind die

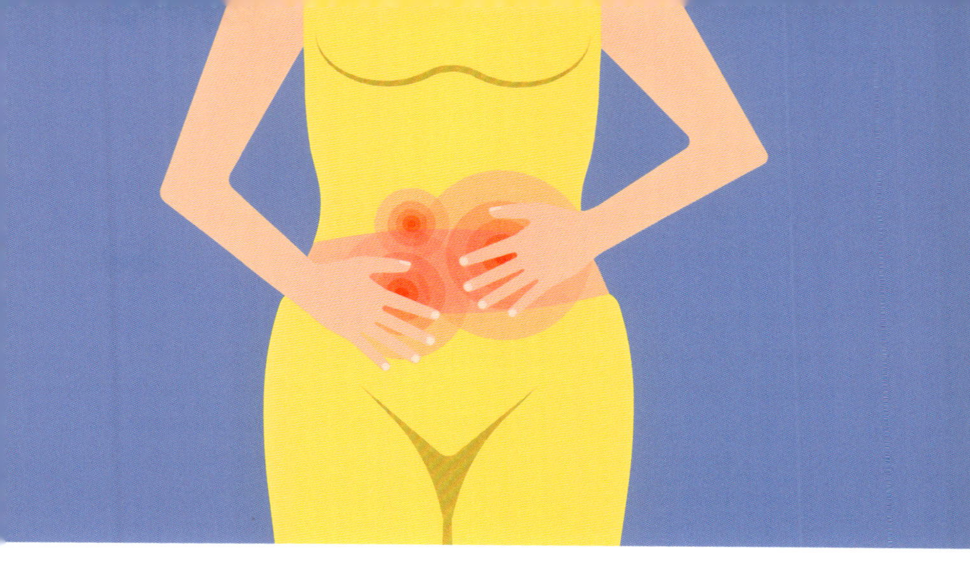

Vorräte aufgebraucht, bleibt das restliche Calcium im Blut und kann gefährliche Werte erreichen. Die Folge ist eine Störung im Calciumstoffwechsel, die Hyperkalzämie. Die Symptome hängen davon ab, wie stark die Calciumwerte im Blut erhöht sind und wie schnell der Anstieg ist. Symptome können sich im Magen-Darm-Trakt zeigen, beispielsweise durch eine Bauchspeicheldrüsenentzündung, Bauchschmerzen, bei den Nieren durch häufiges Wasserlassen, Austrocknung, großen Durst oder Nierensteine, durch Herzrhythmusstörungen, Bluthochdruck oder Müdigkeit und schwächere Leistungsfähigkeit bis hin zu Bewusstseinstrübungen.

Probleme im Magen-Darm-Trakt und die Einnahme von Gallensäurebindern, Medikamenten zur Linderung von Krämpfen und Antibiotika erschweren die Aufnahme von Vitamin K_2.

Ein sensibles Gleichgewicht:
die Calciummenge im Blut

Gemeinsam regulieren Vitamin D_3 und K_2 die Calciummenge im Blut, und der Dritte im Bunde ist das Parathormon. Zunächst verstärken Vitamin D_3 und das Parathormon die Calciumaufnahme aus dem Dünndarm, wodurch die Calciumkonzentration im Blut steigt. Dieses Calcium muss verwertet werden, sonst lagert es sich als schädliche Plaque in den Blutgefäßen und Organen ab. Das funktioniert nur mit ausreichend Vitamin K_2, denn es aktiviert die Proteine, die für die Calciumverwertung im Blut und die Weiterleitung in die Knochen gebraucht werden. Vitamin K_2 ist also ein extrem wichtiger Faktor, um Osteoporose und Arterienverkalkung

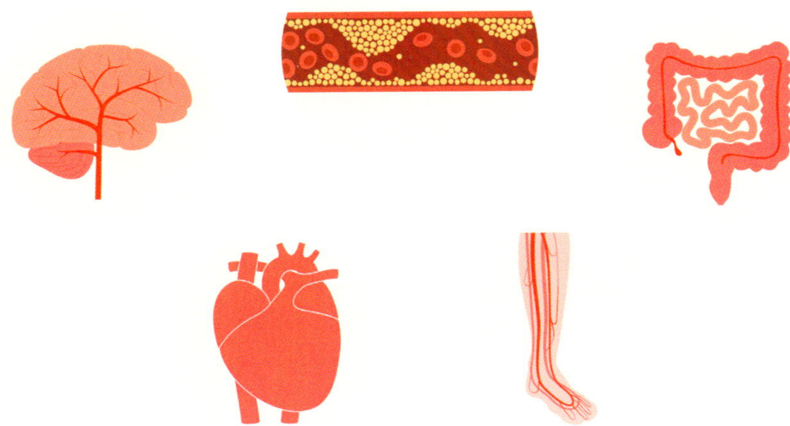

vorzubeugen oder diese zu verbessern und damit auch für ein gesundes Herz-Kreislauf-System sowie den Schutz vor Schlaganfällen und Herzinfarkten zu sorgen.[44]

Eine 2014 in *Nutrients* veröffentlichte japanische Studie belegte den Erfolg von K2-Gaben. Die Testpersonen erhielten 45 Milligramm Vitamin K2 pro Tag über einen Zeitraum von 3 Monaten. Nach dieser Zeit hatte sich ihre Osteoporose deutlich verbessert.[45]

Die Behandlung von Krampfadern mit Vitamin K2 weist ebenfalls positive Ergebnisse auf, was sowohl die Vorbeugung als auch die Rückbildung betrifft. Wie in verkalkten Arterien und in faltiger Haut findet sich auch in Krampfadern viel MGP (Matrix-GLA-Protein) und zu wenig Vitamin K2, welches das MGP aktivieren würde. Das nicht aktivierte MGP verändert die Venenwände, sie erschlaffen, und es bilden sich Verdickungen.[46]

Parathormon und Calcitonin

Das Parathormon, Vitamin D3 (Calcitriol) und Calcitonin sorgen im Team ebenfalls dafür, dass der Calciumspiegel im Blut im gesunden Bereich liegt. Das Hormon Calcitonin hemmt die Zellen, die den Knochenabbau übernehmen (Osteoklasten), wodurch weniger Calcium und Phosphat aus den Knochen ins Blut freigesetzt werden. Ist also zu viel Calcium im Blut vorhanden, wird mehr Calcitonin ausgeschüttet. Mit im Bund ist das Parathormon, das als Gegenspieler dafür sorgt, dass ein zu niedriger Calciumspiegel wieder steigt. Dazu lenkt das Parathormon Calcium aus Knochen, Nieren und Darm ins Blut. Calcium und Phosphat befinden sich fast vollständig in den Knochen und beeinflussen ihre Spiegel gegenseitig, sodass der Calcium-Phosphat-Stoffwechsel als eigenständige Größe angesehen wird. Vitamin D_3 ist für den Calcium-Phosphat-Stoffwechsel wichtig, weil es die Calcium- und Phosphataufnahme im Darm verstärkt. Gemeinsam mit dem Parathormon senkt Vitamin D_3 zudem die Ausscheidung von Calcium in den Nieren.

Gesunde Zähne brauchen Vitamin K2

Der amerikanische Zahnarzt Dr. Weston Price bereiste die Welt, um herauszufinden, warum seine Patienten so schlechte Zähne hatten und warum er bei so vielen einen immer stärkeren körperlichen Abbau feststellte. Er fand heraus, dass Völker, die abgeschieden von der Zivilisation lebten, sehr gute Zähne und viel seltener Karies aufwiesen, keine Zahnspangen brauchten und in einem besseren Allgemeinzustand waren. Price führte diese Entdeckung auf die nährstoffreichen Lebensmittel der Ureinwohner zurück. Sie hatten weitaus mehr Calcium und andere Mineralstoffe im Blut, und ihre Ernährung enthielt etwa zehnmal mehr fettlösliche Vitamine aus tierischer Herkunft wie Butter, Rogen, Schalentieren und Organen, zum Beispiel Leber, als sie für den typischen Amerikaner heutzutage üblich sind. Er fand einen Faktor X, den er als besonders wichtig betrachtete, und dieser Faktor X, auch Aktivator X genannt, ist nichts anderes als Vitamin K2.[47] Price entdeckte, dass Vitamin

K2 Karies bereits über den Speichel bekämpft. Außerdem braucht das Dentin (die Zahnsubstanz unter dem Zahnschmelz) Vitamin K2, um MGP und Osteocalcin zu aktivieren. Diese beiden Proteine lagern das Calcium in den Zahnschmelz ein. Das Dentin ist der lebende Teil des Zahns. Seine Zellen, die Odontoblasten, bauen das Dentin auf, so wie dies die Osteoklasten mit den Knochen tun.[48]

> Mit rund 99 Prozent der Gesamtmenge von etwa einem Kilogramm ist der größte Teil des im Körper vorhandenen Calciums in Knochen und Zähnen gebunden.

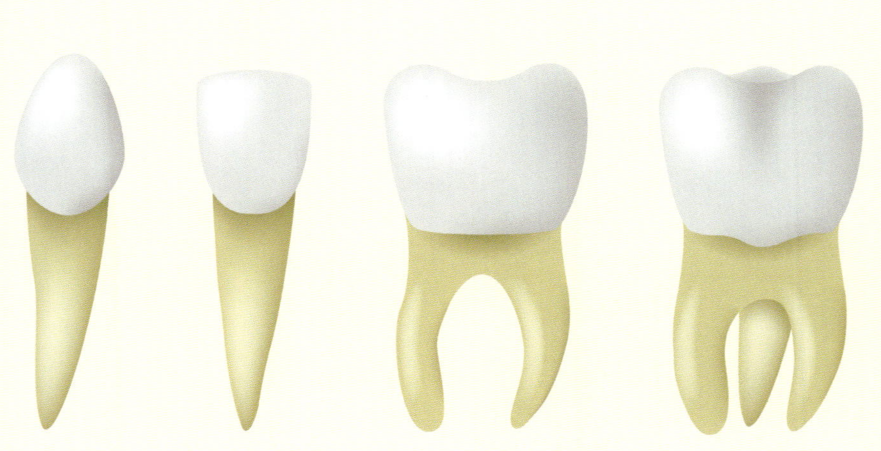

Vitamin K2

schützt das Gehirn

Nach der Bauchspeicheldrüse, den Speicheldrüsen und dem Brustbein befindet sich das meiste Vitamin K2 im Gehirn. Allein diese Menge zeigt, wie wichtig K2 für das Gehirn ist, unter anderem weil es die Neuronen vor Schäden durch freie Radikale schützt und Entzündungen im Gehirn hemmt.[49] Durch freie Radikale sterben oxidierte Zellen. In rasanter Geschwindigkeit geschieht das bei einem Schlaganfall, meist langsamer bei anderen neurologischen Erkrankungen.

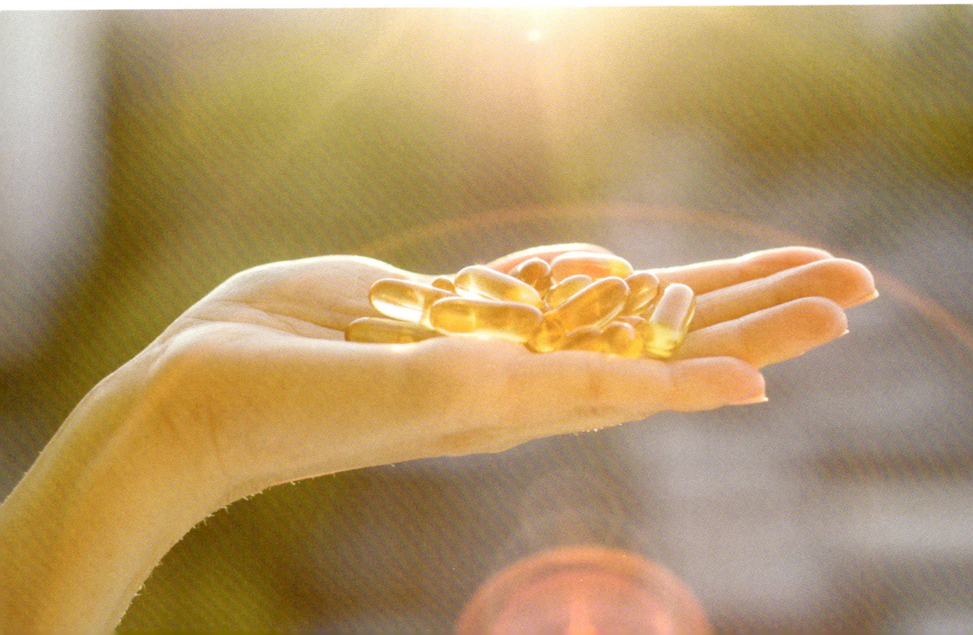

Vitamin K2 ist an der Produktion von Myelin beteiligt, das als Schutzschicht um die Nervenzellen im Gehirn dient und dafür sorgt, dass die neurologischen Signale richtig übertragen werden.[50,51] Bei Multipler Sklerose (MS) ist diese Myelinschicht angegriffen, wodurch sich Koordinationsstörungen und weitere Symptome entwickeln.

Vitamin K2 steigert die Neuroplastizität im Gehirn. Darunter versteht man die Fähigkeit des Gehirns, sich lebenslang zu verändern und neu zu organisieren, um sich bestmöglich an veränderte Voraussetzungen und neue Anforderungen anzupassen. Wäre unser Gehirn in seinem Gefüge stabil, wie man einst glaubte, könnten wir nur in engen Grenzen leben, überleben und uns entwickeln. Alzheimer und Demenz sind Erkrankungen, die dem Gehirn diese Fähigkeiten immer mehr nehmen. Vitamin K2 stärkt die Flexibilität, kann vor einer Gefäßverkalkung des Gehirns schützen und eine Rückbildung von Plaque unterstützen. In Form von MK-4 hilft es den Gehirnzellen, länger zu leben, und ist an der Zellteilung sowie am Zellwachstum beteiligt. Für all diese Funktionen sind Proteine nötig, die nur mithilfe von Vitamin K2 aktiv werden. In dieser Schlüsselrolle als Aktivator ist Vitamin K2 überall im Körper anzutreffen und wenn es fehlt, geschieht einfach nichts. Stattdessen entstehen andere, ungesunde Wirkungen wie bei Alzheimer- und Demenzpatienten, die einen erheblichen K2-Mangel aufweisen.[52,53] Vitamin K2 aktiviert übrigens auch ein Enzym, das die Blut-Hirn-Schranke stärkt und das Gehirn vor Giften wie Aluminium schützt.

Vorbeugung und Hilfe bei Krebs:
Vitamin K2, das »fehlende Bindeglied«

Der Missing Link, das fehlende Bindeglied aus der Evolutionstheorie, ist als geflügeltes Wort in unsere Sprache eingegangen. Vitamin K2 ist ein solches wichtiges Bindeglied für das Verständnis von Krebs und seiner Behandlung. 2015 erschien ein Artikel in *Medical Hypotheses,* in dem Professor Michael Donaldson Vitamin K2 als den Missing Link für die Gesundheit der Prostata bezeichnete, denn Prostatapatienten haben nur wenig Vitamin K2 im Blut. Die erste Studie an Menschen mit 11 319 Teilnehmern aus dem Jahr 2008 fand heraus, dass sich Prostatakrebs umso weniger ausbreitete, je mehr Vitamin K2 gegeben wurde. Das galt auch für fortgeschrittene Fälle.[54] Vitamin K2 tötet Krebszellen im Reagenzglas, zum Beispiel bei Leberkrebs und Leukämie, und eine Metaanalyse von 2018 zu klinischen In-vivo- und In-vitro-Studien kam zu dem Ergebnis, dass Vitamin-K2-Gaben die Aussichten von Krebspatienten verbessern. Es gibt Hinweise darauf, dass Vitamin K2 bei Patienten mit Leberzirrhose die Entstehung von Leberkrebs verhindern kann, und dass die Aufnahme von Vitamin K2 über die Nahrung das Risiko, an Krebs zu erkranken, verringert, vor allem an Prostata- und Lungenkrebs.[55] In Tier- und In-vitro-Studien wurde bestätigt, dass Vitamin K2 das Wachstum von Tumorzellen hemmen kann,[56] und 2021 fand eine Studie heraus, dass in der US-Bevölkerung seltener Brustkrebs und Todesfälle auftreten, je mehr Vitamin K2 aufgenommen wurde.[57,58]

Vitamin K2, Diabetes
und die Bauchspeicheldrüse

Diabetes mellitus Typ 2 ist eine Erkrankung, die immer mehr um sich greift. Die Bandbreite an Folgen ist groß, und es besteht das Risiko, im fortgeschrittenen Stadium schwere Komplikationen zu entwickeln. Beobachtungsstudien und klinische Studien haben gezeigt, dass Vitamin-K_2-Gaben helfen, dieses Risiko zu senken. In einer Metaanalyse von 2018 untersuchten chinesische Wissenschaftler Studien zur Wirkung von Vitamin K_2 auf die Insulinempfindlichkeit und die glykämische Kontrolle. Die Forscher gehen davon aus, dass die durch Vitamin K_2 erzielte Verbesserung mit drei Faktoren zusammenhängt: eine stärkere Insulinsensitivität durch die Beteiligung des von Vitamin K_2 aktivierten Proteins Osteocalcin sowie die entzündungshemmenden und lipidsenkenden Eigenschaften.[59] Vitamin K_2 verbessert nicht nur die Insulinaufnahme in den Zellen, sondern erhöht auch die Insulinproduktion.[60] 2019 berichteten japanische Forscher, dass der Blutzuckerspiegel bei den Testpersonen, die Vitamin K_2 erhalten hatten, deutlich gesunken war. Wenn zusätzlich Vitamin D_3 gegeben wurde, erfolgten dieselben Wirkungen, zusätzlich normalisierte sich jedoch die vorübergehende Überproduktion von Insulin.[61]

Hilfe bei Multipler Sklerose (MS)

Bei der Entwicklung von Multipler Sklerose (MS) wird die schützende Myelinschicht um die Nervenzellen abgetragen. Oxidativer Stress – Schäden durch freie Radikale – spielen eine entscheidende Rolle bei neurodegenerativen Erkrankungen wie MS. Vitamin K2 schützt die Nervenzellen im Gehirn vor dem Angriff freier Radikale und wirkt sich auf das Nervensystem insgesamt positiv aus. Multiple Sklerose ist eine Autoimmunerkrankung, die mit Entzündungen verbunden ist, die durch Vitamin K2 verringert werden können. Österreichische Forscher untersuchten deshalb die Vitamin-K2-Serumspiegel von MS-Patienten und verglichen sie mit denen gesunder Kontrollpersonen. Sie entdeckten, dass die Vitamin-K2-Konzentration im Blut bei den gesunden Testpersonen mehr als dreimal so hoch war wie bei den MS-Patienten. Je mehr Schübe die MS-Patienten pro Jahr hatten, desto niedriger war der Vitamin-K2-Spiegel.[62]

Migräne:
Versteifung der Arterien zurückbilden

Nach Schätzungen der WHO ist Migräne die fünfthäufigste Ursache für eine Lebensverkürzung aufgrund von Behinderungen. Libanesische Forscher verglichen die Verkalkung der Arterien und den Vitamin-K2-Status zwischen Patienten mit unbehandelter Migräne sowie alters- und geschlechtsgleichen Kontrollpersonen ohne

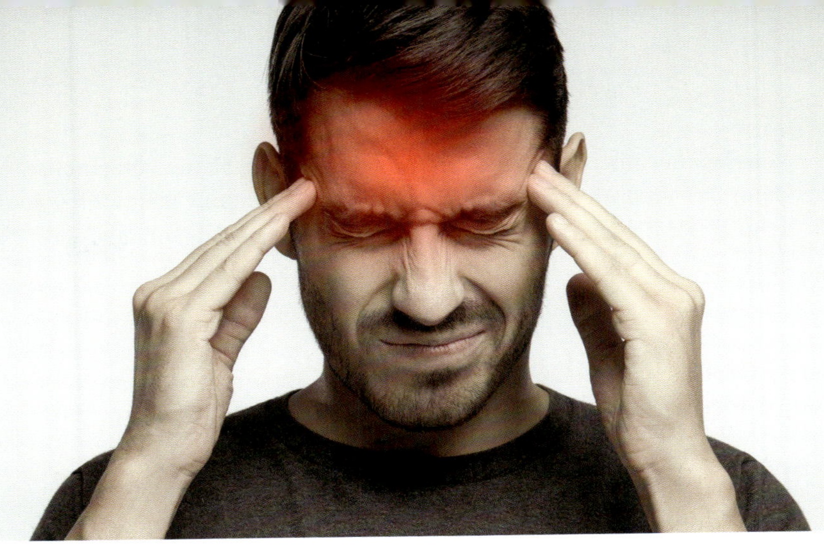

Migräne. Die veröffentlichten Ergebnisse ihres Projekts sind eine wichtige Botschaft für Migränepatienten, die Gefahr laufen, einen Schlaganfall oder Herzinfarkt zu bekommen. Die Arterien der Testpersonen mit Migräne waren im Vergleich zu den Vergleichspersonen stärker verhärtet, und ihr Mangel an Vitamin K_2 war umso ausgeprägter, je stärker die Arterien verkalkt waren.[63]

Schön mit Vitamin K_2

Nach all den Informationen zu teils dramatischen Gesundheitsproblemen nun noch etwas für die Schönheit. Wir wissen, dass die Vitamine C, A, B, D_3 und E der Haut zu einem besseren Aussehen verhelfen. Vitamin K_2 ist in diesem Zusammenhang noch kaum bekannt. Wie effektiv das Vitamin hierbei ist, zeigt sich am Beispiel von Japanerinnen, die viel Vitamin-K2-reiches Nattō verzehren, denn das Vitamin bewahrt auch die Haut vor einem Calciumüberschuss, der die Haut weniger elastisch macht. Die Augenfalten entspannen sich und selbst Augenringe können abnehmen.

Überblick über Studienergebnisse zu Vitamin K2

Untersuchungen zeigen, dass Vitamin K2 vorbeugend gegen folgende Erkrankungen wirkt oder eine Heilung fördert: Osteoporose, Osteoarthritis, Knochenbrüche, Herz-Kreislauf-Erkrankungen (Herzinfarkt, Schlaganfall), Gefäßkrankheiten (Arteriosklerose, Venenprobleme, Krampfadern), Thrombosen, Gelenkverkalkungen (Kalkschulter), Gallensteine, Nierensteine, Demenz, Multiple Sklerose, Diabetes, Thrombosen, Zahnprobleme, Karies, verschiedene Formen von Krebs und Unfruchtbarkeit. Die Liste erhebt keinen Anspruch auf Vollständigkeit. Vitamin K2 bietet noch viel Spielraum für Forschungen und Einsatzmöglichkeiten.

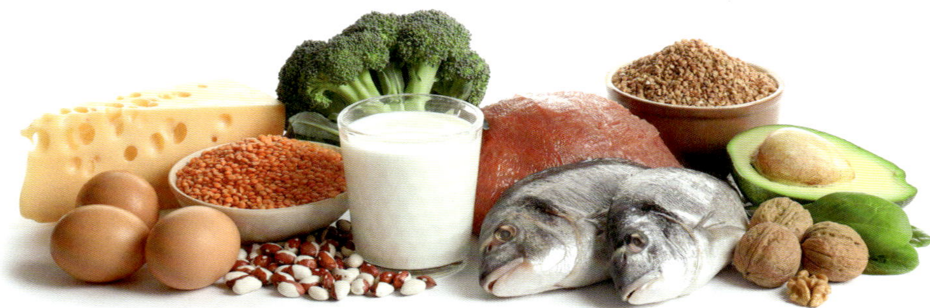

Vitamin K2 im Alter

Für Senioren ist Vitamin K_2 besonders wichtig. Zwei groß angelegte Studien von 2019[64] und 2022[65] fanden heraus, dass ein niedriger Vitamin-K_2-Spiegel die Beweglichkeit älterer Menschen einschränkt. An der ersten Studie, die von der Ernährungswissenschaftlerin Dr. Kyla M. Shea geleitetet wurde, nahmen mehr als 1300 Personen zwischen 70 und 79 Jahren teil. Diese hatten Schwierigkeiten beim Gehen von 400 Metern oder beim Treppensteigen von zehn Stufen ohne Pause oder waren zu beidem überhaupt nicht in der Lage.

Symptome eines Vitamin-K2-Mangels

Schwache Knochen oder Zähne, Knochenbrüche, Karies, Infektanfälligkeit, Herzerkrankungen, Arteriosklerose, Aortenklappenstenose (Verkalkung der wichtigsten Herzklappe), Bluthochdruck, Arthritis, Osteoporose, Prostatakrebs, Krampfadern, Rosacea, Nasenbluten, Blutungen der Schleimhäute und blaue Flecken schon bei leichtem Druck. Neugeborene haben häufig zu wenig Vitamin K_2 im Blut, weil die Mutter durch eigenen Mangel während der Schwangerschaft nicht genügend K_2 auf das Kind übertragen konnte. Die Kiefer von Kindern, die nicht genügend K_2 bekommen haben, bleiben oft zu klein, um die Zähne unterzubringen, weshalb eine kieferorthopädische Behandlung notwendig ist. Parallel besteht in der Regel ein Mangel an Vitamin D_3. Folgen können sein: Rachitis, Knochenerweichung (Osteomalazie).

Dosierung
von Vitamin K_2

Der Bedarf an Vitamin K_2 steigt mit der Aufnahmehöhe von Vitamin D_3. Die US-amerikanische Gesundheitsbehörde NIH geht in ihrem Datenblatt davon aus, dass über die Ernährung genügend Vitamin K aufgenommen wird. Allerdings setzt diese Annahme voraus, dass wir Produkte von Weidetieren essen, was heute nicht mehr die Regel ist. Vitamin K_1 aus Pflanzen hat andere Aufgaben, und die Bioverfügbarkeit ist nicht mit der von K_2 vergleichbar: K_1 wird nur zu etwa 10 Prozent vom Körper aufgenommen, während es bei K_2 etwa 90 Prozent sind.

Das Bundesinstitut für Risikobewertung (BfR) empfiehlt für K_1-Nahrungsergänzungsmittel 80,0 Mikrogramm (µg) und für K_2 25,0 Mikrogramm. Ein Tolerable Upper Intake Level (UL, tolerable obere Einnahmemenge) konnte laut BfR aufgrund fehlender Daten nicht festgelegt werden. Da für Vitamin K_2 keinerlei Toxizität bekannt ist, muss auch kein UL definiert werden. Befassen wir uns nun mit Angaben von Vitamin-K_2-Experten. Die tägliche Mindestaufnahme für gesunde Erwachsene liegt bei 90–120 Mikrogramm, was die Aufnahme aus Nahrungsmitteln einschließt. Ein guter, jedoch nicht offiziell anerkannter Wert für D_3/K_2-Nahrungsergänzungen liegt bei 100–150 Mikrogramm Vitamin K_2 pro 10 000 IE Vitamin D_3. Unter bestimmten Voraussetzungen wie Arterienverkalkung sollte der Vitamin-K_2-Spiegel gemessen und eventuell zusätzliches K_2 eingenommen werden. Eine wöchentliche

Gesamtdosis von 40 000–60 000 IE (5714 IE bzw. 8571 IE) Vitamin D_3 mit entsprechendem Vitamin-K_2-Anteil ist, wie Sie bereits lesen konnten, keine überhöhte Dosierung.

Lebensmittel, die Vitamin K_2 enthalten

Vitamin K_2 (Menachinon) ist in Lebensmitteln enthalten, die tierisch oder fermentiert sind. Vitamin K_1 (Phyllochinon) kommt nur in pflanzlichen Lebensmitteln vor. Bei der Fermentierung wird Vitamin K_2 durch Bakterien hergestellt. Besonders reich an Vitamin K_2 sind Nattō (fermentiertes japanisches Lebensmittel aus Sojabohnen), Kimchi (fermentiertes koreanisches Gemüse), Sauerkraut, Leber, vor allem Kalbsleber und Hühnerleber sowie Gänseleberpastete. Kleinere Mengen sind generell in Fleisch, Eigelb, Hartkäse wie Gouda, Pecorino, Gruyère, Parmesan, Camembert, Blauschimmelkäse, Butter, Joghurt und Milch von Weidetieren. Da Vitamin K hitze- und lichtstabil ist, bleibt der Anteil an Vitamin K_2 auch in gekochten Nahrungsmitteln hoch und der an Vitamin K_1 in getrockneten Kräutern und Gewürzen.

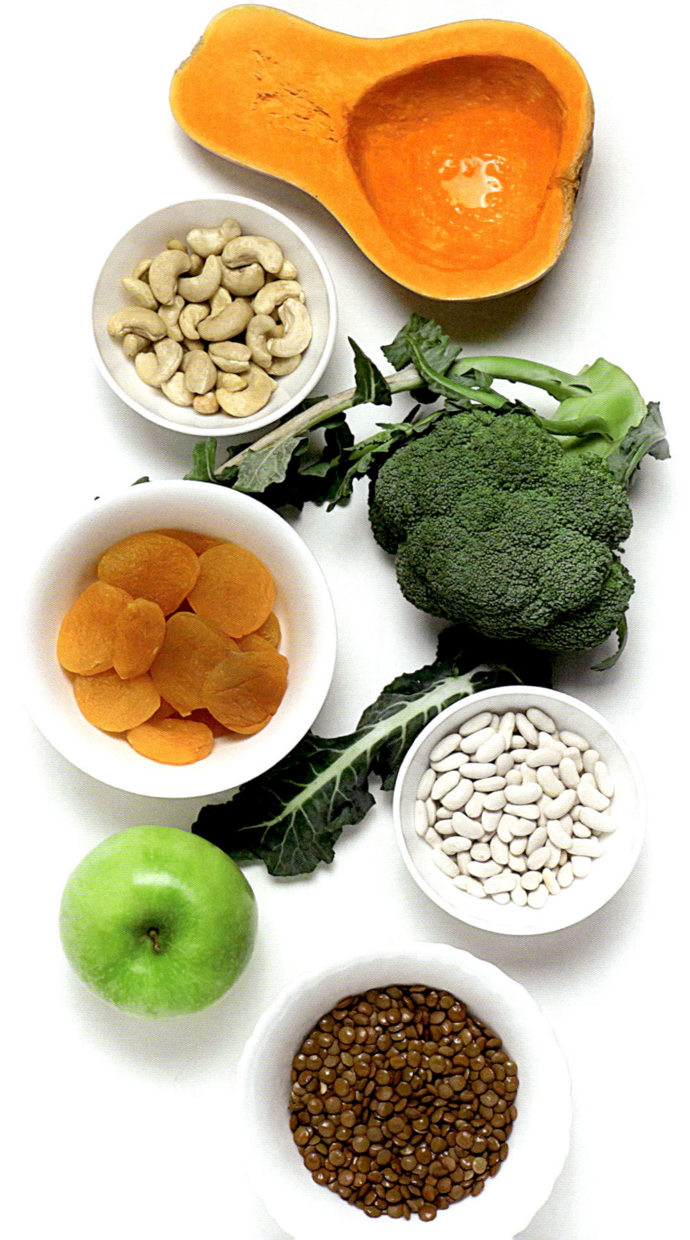

Co-Faktor Nr. 2: Magnesium

»Wenn Magnesium fehlt, sterben die Dinge.«

Dr. Mark Sircus

Magnesium im Überblick

Magnesium …

⟶ aktiviert mindestens 300 Enzyme – eher noch viel mehr.
⟶ setzt Hormone und weitere Botenstoffe frei.
⟶ stimuliert die Bildung des Superhormons DHEA.
⟶ aktiviert die Vitamine C und D.
⟶ stimuliert die Produktion von Calcitonin und wird für starke Knochen und Zähne gebraucht.
⟶ ist an der Bildung des kraftvollen Radikalfängers Glutathion beteiligt.
⟶ wird in den Mitochondrien für die Bildung der Lebensenergie ATP gebraucht.
⟶ hält Elektrolyte im Gleichgewicht.
⟶ ist unverzichtbar im Stoffwechsel.
⟶ wird für die Insulinverwertung gebraucht.
⟶ hilft zu entsäuern und zu entschlacken.
⟶ ist an einer effektiven Immunabwehr beteiligt.
⟶ stärkt die Muskeln und löst Krämpfe.

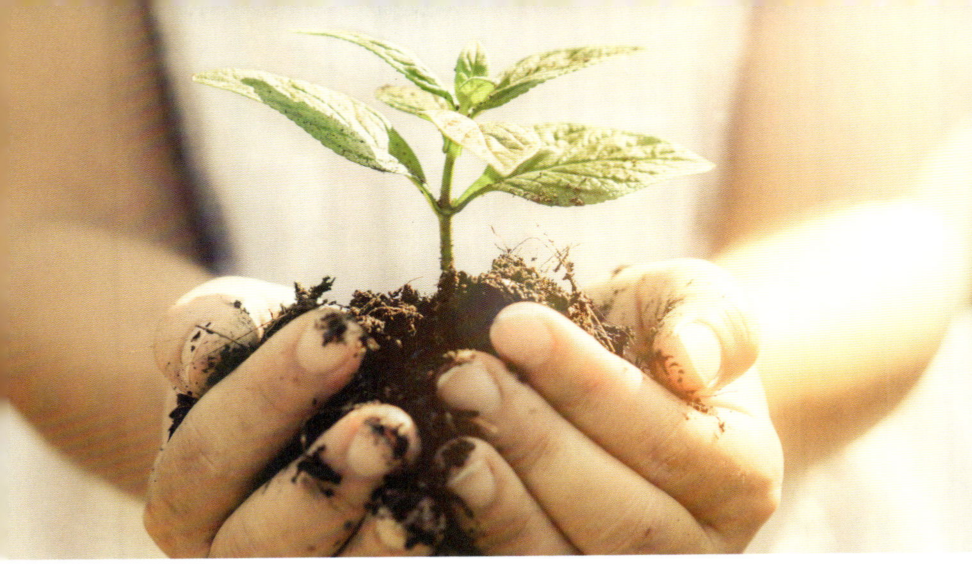

Magnesium entzündet
das Licht des Lebens

Die besondere Rolle von Magnesium zeigt sich an seinen Aufgaben. In den Zellen ist es eines der wichtigsten Elemente. Nicht umsonst wird es als »Schlüsselmineral« oder »Lebensmineral« bezeichnet. Denn nur mithilfe von Magnesium können Pflanzen das Leben spendende Chlorophyll bilden, das die Blätter grün werden lässt. Alle grünen, chlorophyllreichen Nahrungsmittel enthalten besonders viele Vitalstoffe, helfen beim Aufbau neuer Blutzellen und reinigen das Blut, entgiften, regenerieren und unterstützen die Wundheilung und liefern Lebensenergie. Magnesium steht am Beginn dieses wunderbaren, Leben spendenden Vorgangs, der uns mit der Nahrung zugutekommt. Dr. Robert Young nennt Magnesium

»The Light of Life« – das Licht des Lebens. Viele Jahre lang hatte der Mikrobiologe und Ernährungswissenschaftler zum Unterschied zwischen kranken und gesunden Zellen geforscht und festgestellt, dass kranke Zellen dunkel und missgestaltet erscheinen, während gesunde Blutzellen wohlgeformt und prall sind und geradezu leuchten. Das tun sie, weil sie genügend Pflanzenlicht über die Nahrung aufgenommen haben, eingefangen in der Pflanze mithilfe von Magnesium. Dr. Mark Sircus, der umfassend zu Magnesium geforscht hat, bezeichnet das Lebensmineral als »The Lamp of Life«, die Lampe, die das Leben entzündet.

Ein unzertrennliches Paar:
Magnesium aktiviert Vitamin D

Magnesium und Vitamin D_3 sind nicht das einzige Paar, das nur gemeinsam Wirkung entfalten kann. Die meisten Nährstoffe arbeiten synergetisch zusammen, ergänzen sich oder einer aktiviert den anderen. Fehlt einer, wird sich das Defizit auf alle anderen auswirken. Das ist insbesondere bei Magnesium der Fall, das bei fast allen Funktionen des Körpers eine Schlüsselrolle innehat.[66] Diese systemische Betrachtungsweise aller biologischen Vorgänge ist die Basis einer sinnvollen, effektiven Medizin. Im Pool sich ergänzender Aufgaben ragt Magnesium heraus: Es ist ein wichtiger Co-Faktor für die Aktivierung von Vitamin D.

2013 teilte die U.S. Preventive Services Task Force, ein von der US-Regierung einberufenes Expertengremium, in einem Bericht mit, dass die Einnahme von Vitamin-D_3- und Calcium-Präparaten Knochenbrüchen bei Frauen nach der Menopause nicht habe vorbeugen können.[67] Die Magnesiumexpertin und Beraterin der Non-Profit-Gesellschaft Nutritional Magnesium Association, Dr. Carolyn Dean, findet das nicht erstaunlich: »Vitamin D und Calcium können nur im Körper aufgenommen und verstoffwechselt werden, wenn ausreichend Magnesium vorliegt«, so Dr. Dean. »Magnesium wandelt Vitamin D in seine aktive Form um, sodass es die Calciumaufnahme unterstützen kann. Es beugt einer Verkalkung und Verengung der Arterien vor, indem es Calcium aus den Adern und Weichgeweben zieht und es wieder zurück in die

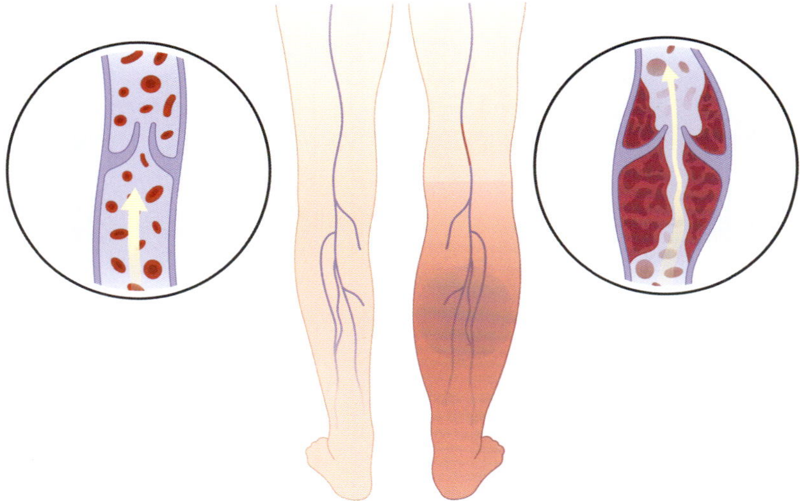

Knochen transportiert, wo es für einen gesunden Knochenaufbau gebraucht wird.« Sowohl Magnesium als auch Vitamin D_3 greifen außerdem umfassend in das menschliche Erbgut ein, und es ist davon auszugehen, dass sie auch hier zusammenwirken.[68]

Die meisten, vielleicht alle Enzyme, die Vitamin D_3 verstoffwechseln, brauchen auch Magnesium, das als Co-Faktor der enzymatischen Reaktionen in Leber und Nieren wirkt. Ein Mangel an einem von beiden wird mit verschiedenen Erkrankungen in Verbindung gebracht wie Skelettdeformationen, Herz-Kreislauf-Erkrankungen und dem metabolischen Syndrom. Daher muss unbedingt sichergestellt werden, dass die empfohlene Menge an Magnesium aufgenommen wird, um den optimalen Nutzen von Vitamin D_3 zu erzielen.[69]

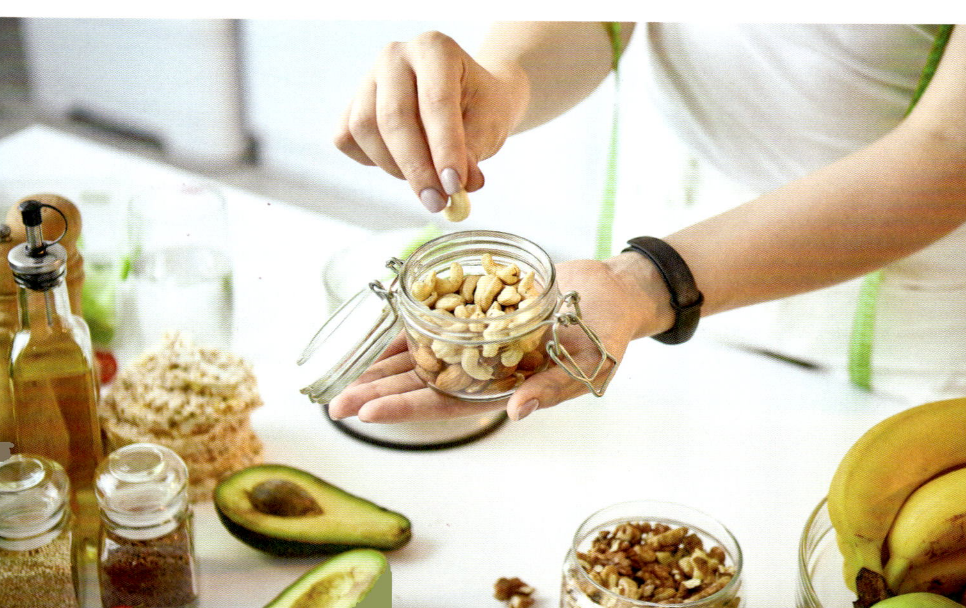

> Je mehr Vitamin D_3 wir zu uns nehmen, desto mehr Magnesium und Vitamin K_2 werden verbraucht.

Zwei physiologische Schwergewichte

Ebenso wie Vitamin D_3 ist Magnesium ein physiologisches Schwergewicht. Nach Calcium, Kalium und Natrium ist es das vierthäufigste Mineral im menschlichen Körper. Magnesium aktiviert mehr als 600 Enzyme und beeinflusst den extrazellulären Calciumspiegel.[70] Magnesium ist wesentlich für die Stabilität der Zellfunktionen, die RNA- und DNA-Synthese, die Zellreparatur sowie die Aufrechterhaltung des antioxidativen Status der Zelle. Es ist ein bedeutsamer Co-Faktor für die Aktivierung zahlreicher Transporter und Enzyme.[71] Magnesiumspezialist Dr. Mark Sircus erklärt: »Magnesium ist das wichtigste Einzelmineral für die Aufrechterhaltung des elektrischen Gleichgewichts und um den Zellstoffwechsel zu erleichtern. Magnesium ist das am zweithäufigsten intrazellulär und am vierthäufigsten im ganzen Körper vorkommende Kation (positiv geladenes Ion). Es reguliert die elektrische Aktivität der Zellen sowohl zwischen den Zellen als auch in den Zellen. Deshalb kommt ein Magnesiummangel im Körper für das Leben einer Zelle einer Katastrophe gleich. Nichtsdestoweniger ist diese Tatsache weitgehend unbekannt.« Magnesium aktiviert übrigens auch Vitamin C, das zweite Supervitamin.

Vitamin D_3 und Calcitonin
für Knochen und Zähne: Magnesium ist der Schlüssel

Als Gegenspieler des Parathormons, das zusammen mit Vitamin D_3 die Calciumaufnahme im Darm steigert und so den Calciumspiegel erhöht, senkt Calcitonin die Calciummenge im Blut, indem es Calcium aus Blut und Geweben holt und in die Knochen einbaut. Magnesium stimuliert die Produktion von Calcitonin. Über den Weg des Calcitonins verringert Magnesium das Risiko an Osteoporose, Arterienverkalkung und einigen Formen von Arthritis zu erkranken, einen Herzinfarkt oder Nierensteine zu bekommen.

> Vitamin D_3 ist nur mithilfe von Magnesium wirksam, da Magnesium Vitamin D_3 aktiviert.

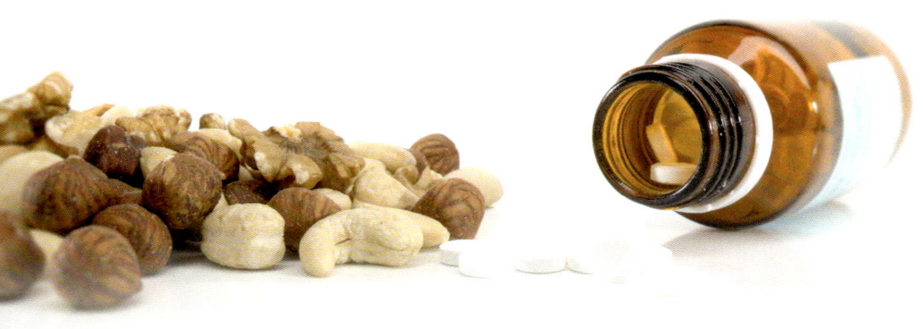

Fehlt Magnesium, kann der Körper Vitamin D_3 nicht nutzen, da dieses Magnesium braucht, um aktiv, das heißt wirksam werden zu können. Untersuchungen haben außerdem gezeigt, dass alle Enzyme, die Vitamin D_3 verstoffwechseln, Magnesium als Co-Faktor benötigen. So schließt sich der Kreis, in dem Magnesium und Vitamin D_3 ineinandergreifen.

Arteriosklerose, Herzinfarkt und Schlaganfall:
Magnesium schützt Herz und Blutgefäße

Jährlich erleiden etwa 250 000 Menschen einen Schlaganfall. Die meisten werden durch eine Durchblutungsstörung im Gehirn ausgelöst. In zwei Metaanalysen verglichen eine schwedische und eine chinesische Forschergruppe eine Reihe von Studien hinsichtlich des Zusammenhangs zwischen der Magnesiumaufnahme und einem Schlaganfallrisiko. Beide Gruppen fanden, dass eine erhöhte Magnesiumaufnahme das Schlaganfallrisiko senkte. Die überprüften Studien umfassen zusammen mehr als 500 000 Teilnehmer, von denen insgesamt 14 844 Schlaganfälle erlitten.[72]

Untersuchungen, die belegen, dass Magnesiummangel das beste Indiz für eine sich entwickelnde Herz-Kreislauf-Erkrankung ist, gehen bis ins Jahr 1937 zurück. Diese lange Forschungsgeschichte hat nichts an der noch immer weitverbreiteten Ansicht geändert, Cholesterin oder gesättigte Fette seien die eigentlichen Auslöser.[73,74]

Die Ernährungswissenschaftlerin Dr. Andrea Rosanoff und ihre Kollegen haben die Ergebnisse aus fast 80 Jahren intensiver Forschung gesichtet. Das Ergebnis, zu dem bereits die Magnesiumpionierin Dr. Mildred Seelig in 40 Jahren Forschung kam: Alle bekannten Risikofaktoren für kardiovaskuläre Erkrankungen wie Bluthochdruck, Ablagerungen in den Arterien bis hin zu Arteriosklerose, ein hoher Cholesterinspiegel und die Verkalkung der weichen Gewebe wie Haut, Faszien, Sehnen und Bänder, Muskeln, Nerven und Blutgefäße sind mit einem Magnesiumdefizit verbunden. Die weichen Gewebe verbinden, halten und umgeben Strukturen und Organe im Körper, die keine Knochen sind. Sie bieten eine andere Art der Stütze als das Skelett. Ihre Elastizität beziehen sie aus Kollagen und Elastin, aus denen sie aufgebaut sind. Dass eine Verhärtung gravierende Folgen nach sich zieht, lässt sich leicht ermessen.

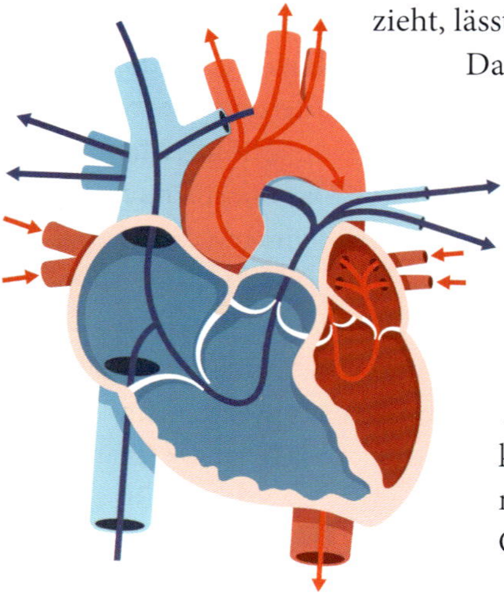

Das Herz-Kreislauf-System braucht Magnesium wie der Fisch das Wasser. Ein Defizit setzt eine ganze Kette an Folgen in Gang, die schließlich zu Thrombosen, Herzinfarkt und Schlaganfall führen. Diese Kaskade lässt sich plastisch nachvollziehen: Die Blutgefäße verengen sich immer mehr, der Blutdruck steigt, das Blut kann verklumpen und wird nicht mehr richtig weitertransportiert. Herz, Gehirn, alle Organe und der gesamte

Organismus werden immer mehr von ihrer Versorgung abgeschnitten. Weil jede Zelle des Herzmuskels ausreichend Magnesium braucht, um richtig funktionieren zu können, gerät der Herzschlag außer Kontrolle. Das Herz beginnt unregelmäßig zu schlagen oder zu rasen. Es arbeitet über seine Kapazität hinaus, was eine starke Belastung und höhere Anfälligkeit für Schäden mit sich bringt. Erkrankungen der Herzkranzgefäße kommen besonders häufig vor, ebenso Begleiterscheinungen wie Angina pectoris mit Beklemmungsgefühlen, Enge in der Brust, Herzschmerzen und Angstzustände. Magnesium weitet die Blutgefäße, senkt das Risiko eines plötzlichen Herztodes, verhindert Herzrhythmusstörungen und hilft, wenn diese bereits bestehen. Seine beruhigende Wirkung ist ein weiterer Grund, Magnesium bei der Behandlung von Herzproblemen oder als Vorsorge ins Zentrum zu rücken.[75]

1948 gab der United States Public Health Service eine umfangreiche Untersuchung in Auftrag, um herauszufinden, warum koronare Herzkrankheiten die häufigste Todesursache in den USA sind. Die Framingham-Herz-Studie untersuchte systematisch die Bevölkerung der Stadt Framingham in Massachusetts unter anderem auf Ursachen von Arteriosklerose und koronarer Herzerkrankung (KHK). Das Ergebnis war überzeugend. Teilnehmer, die ihre Magnesiumaufnahme um nur 50 Milligramm pro Tag erhöhten, hatten ein um 22 Prozent geringeres Risiko, eine Herzkranzgefäßverkalkung zu entwickeln, die einen Herzinfarkt verursachen kann, weil das Herz unterversorgt ist.[76] Die Magnesiumaufnahme zu erhöhen, ist so gut wie immer eine ausgezeichnete Idee, vor allem dann, wenn man die anderen Teamplayer im Auge hat.

Magnesium senkt den Blutdruck

Vitamin K_2 und Magnesium haben etwas gemeinsam: Beide beugen einer Verkalkung der Blutgefäße vor und helfen Ablagerungen abzubauen. Jeder Stoff trägt etwas auf seine Weise bei. Während Vitamin K_2 dafür sorgt, dass das Calcium im Blut in Knochen und Zähne geleitet wird und so die Arterienwände sauber und elastisch hält, erweitert und entspannt Magnesium die Blutgefäße, wodurch der Blutdruck sinkt. Auch Magnesium verringert die Verkalkung, denn es ist das Mineral, das für alles Weiche, Elastische steht, während der Gegenspieler Calcium alle Festigungs-, aber auch Verhärtungsprozesse regiert.

Magnesiummangel: Blutwerte täuschen

Magnesiummangel wird oft nicht erkannt, weil er in Bluttests nicht zu erkennen ist. Nur 1 Prozent des gesamten Magnesiums im Körper befindet sich im Blut, und diese Menge wird unter allen Umständen aufrechterhalten, denn Blut ist unser »Lebenssaft«. Aus diesem Grund setzt der Organismus alles daran, die Blutwerte stabil zu halten. Sinken Calcium- oder Magnesiumspiegel oder droht eine Übersäuerung des Blutes, werden die fehlenden Mineralstoffe aus den Körperdepots geholt. Das sind vor allem Knochen und Zähne,

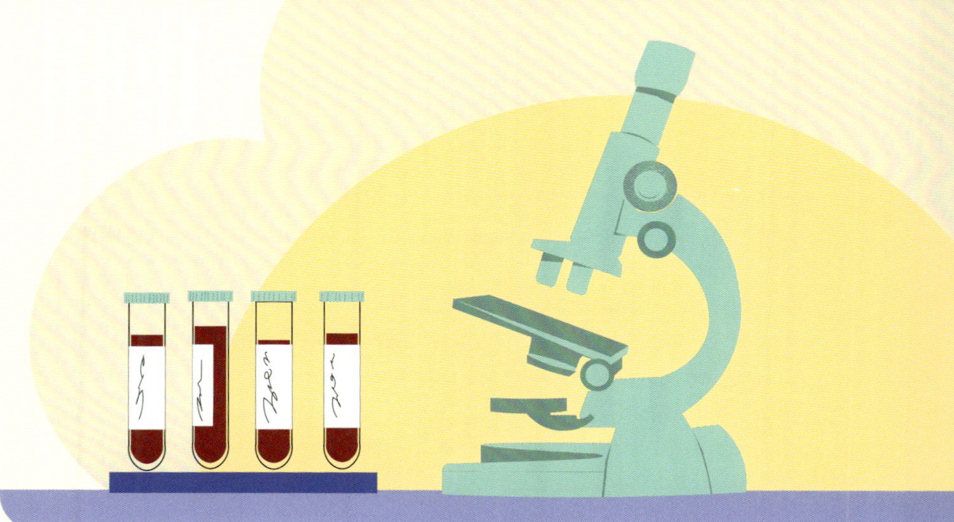

die Muskulatur und der Haarboden. Die Speicher werden in der Regel langsam über einen längeren Zeitraum entleert, im Blut ist jedoch noch kein Mangel erkennbar. Erst wenn die Depots erschöpft sind, sinkt die Magnesiumkonzentration im Blut. Ein niedriger Magnesiumspiegel ist daher ein sehr ernstes Zeichen. Allerdings treten meist Mangelsymptome auf, bevor es so weit kommt.

Symptome
eines Magnesiummangels

Versucht man eine Liste der Symptome aufzustellen, zeigt sich, dass sie sehr lang ist. In meinem Buch *Magnesiumöl – Das Wundermineral einfach & effektiv über die Haut aufnehmen* habe ich eine Liste mit fünfzig Fragen formuliert, die auf einen Magnesiummangel hinweisen. Wussten Sie, dass Sie selbst dann einen Mangel haben können, wenn Sie Magnesium zusätzlich zuführen? Zum einen hängt der Magnesiumhaushalt davon ab, wie gut der Mineralstoff im Darm aufgenommen wird, zum anderen sinkt die Aufnahmefähigkeit meist mit den Jahren. Für die Einnahme ist ohnehin eine Grenze gesetzt, denn Magnesium löst irgendwann Durchfall aus, auch wenn es eigentlich vom Körper gebraucht wird. Magnesiumöl ist eine einfache Lösung, weil die Aufnahme über die Haut geschieht und nicht zu Durchfall führt. Die offiziellen Empfehlungen für eine Magnesiumaufnahme liegen weit unter dem, was wir wirklich brauchen, und mit Magnesiumöl auf der Haut ist es möglich, die Speicher innerhalb weniger Wochen zu füllen. Eine Überdosierung ist nicht zu befürchten, gesunde Nieren vorausgesetzt, denn ein Überschuss wird einfach ausgeschieden. Magnesiumöl ist eine gesättigte Wasser-Salz-Lösung, die sich ölig anfühlt, ohne ein Öl zu sein. Auf empfindlicher Haut kann es jucken, aber da es nach 20–25 Minuten vollständig aufgenommen ist, kann man es spätestens dann abwaschen und die Stelle eincremen.

Symptome eines Magnesiummangels sind unter anderem: Bein-, Waden- und Zehenkrämpfe, Muskelzucken, Augenlidzucken, Herzklopfen, Herzrhythmusstörungen, hoher Blutdruck, starke Blutdruckschwankungen, Magen- oder Darmkrämpfe, Verstopfung, Durchfall, Verdauungsbeschwerden oder Bauchschmerzen, Rückenschmerzen, Spannungskopfschmerz, Migräne, Nierensteine, Nierengrieß, Gallensteine, Arteriosklerose, Kalkschulter, Multiple Sklerose, Fibromyalgie, Diabetes, PMS (Prämenstruelles Syndrom), Atembeschwerden (nicht tief durchatmen können), starke Müdigkeit, Schlaflosigkeit, Kribbeln oder Taubheit, innere Anspannung, Nervosität und vieles mehr. Im Grunde lohnt es sich, bei jedem gesundheitlichen Problem auch an Magnesium zu denken – genauer gesagt an das Trio Magnesium, Vitamin D_3 und Vitamin K_2.

Dosierung
von Magnesium

Die RDA (Recommended Daily Allowance), also die empfohlene Tagesdosis für die Einnahme von Magnesium, liegt bei 300–400 Milligramm.[77] Die RDA erstellt Richtlinien für die Mindestaufnahme von Substanzen, mit denen ein Mangel verhindert werden soll. Auch die Deutsche Gesellschaft für Ernährung (DGE) empfiehlt 300–400 Milligramm Magnesium pro Tag für Jugendliche und Erwachsene. Viele Fachleute sind jedoch der Meinung, dass diese empfohlenen Mengen für eine optimale Gesundheit und Leistungsfähigkeit nicht ausreichen. Nach 40 Jahren intensiver Forschung kam die anerkannte Magnesiumforscherin Dr. Mildred Seelig zum Ergebnis, dass der Bedarf bei Erwachsenen zwischen 7 und

10 Milligramm pro Kilogramm Körpergewicht liegt. Schwangere und stillende Frauen brauchen bis zu 15 Milligramm. Bei Kindern und Jugendlichen in der schnellen Wachstumsphase kann der Bedarf auf 15–30 Milligramm pro Kilogramm Körpergewicht ansteigen.[78] Nur Erwachsene mit einem geringen Körpergewicht kommen folglich mit der empfohlenen Menge von 300–400 Milligramm täglich aus. Je nach Körpergewicht kann die benötigte Menge auf 700–800 Milligramm und mehr ansteigen, unter Stressbedingungen auch auf das Doppelte.[79] Der tägliche Magnesiumbedarf erhöht sich außerdem, wenn Krankheiten vorliegen, eine hohe Gehirnleistung durch intensive Konzentration gefordert ist, in der Schwangerschaft, durch Sport und bei starkem Schwitzen. Wer raucht und gern Alkohol trinkt, braucht ebenfalls mehr Magnesium, genauso wie jeder, der eine erhöhte Calciumzufuhr hat. Weitere große Magnesiumräuber sind Krebs und eine Schwermetallbelastung. Zu vergleichbaren Ergebnissen kommt Dr. Carolyn Dean. Seit mehr als 30 Jahren forscht und publiziert die Ärztin, Naturheilkundige und Ernährungswissenschaftlerin zu Magnesium. In ihrem Buch *Magnesium: Das Wundermineral als Schlüssel für Ihre Gesundheit* schreibt sie: »Wie bereits angemerkt, sind die RDA-Werte am minimalen Nährstoffbedarf orientiert, mit dem sich Mangelsymptome abwenden lassen – es ist nicht die optimale Menge, um bei bester Gesundheit zu bleiben. Doch selbst gemessen an diesen so geringen Richtwerten mangelt es den meisten Amerikanern an Magnesium: Männer kommen nur auf etwa 80 Prozent und Frauen im Schnitt auf 70 Prozent der empfohlenen Tagesdosis.« In Deutschland sehen die Ergebnisse nicht besser aus. Immer mehr Ernährungswissen-

schaftler folgen der Empfehlung des Neurochirurgen Dr. Norman Shealy, die besagt: 750 Milligramm Magnesium täglich sei eine Dosis, die dem tatsächlichen durchschnittlichen Bedarf deutlich näherkommt. Hinzu kommt, dass eine höhere Dosierung von Vitamin D_3 auch entsprechend mehr Magnesium verlangt, weil Vitamin D_3 Magnesium verbraucht.

Lebensmittel, die Magnesium enthalten

Es gibt viele Lebensmittel, die Magnesium enthalten, jedoch **nur wenige mit hohem Gehalt.** Den höchsten weisen Nüsse und Samen wie Sonnenblumenkerne und Sesamsamen auf, gefolgt von Vollkornprodukten wie Weizenkeimen, Hirse, Leinsamen, Kleie, Haferflocken, Vollkornreis sowie Mangold, Senfkörnern, Hülsenfrüchten, grünem Gemüse, Bananen, Datteln und Schokolade.

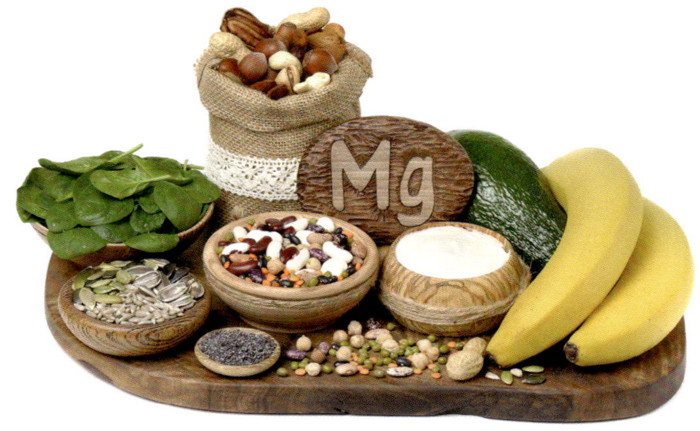

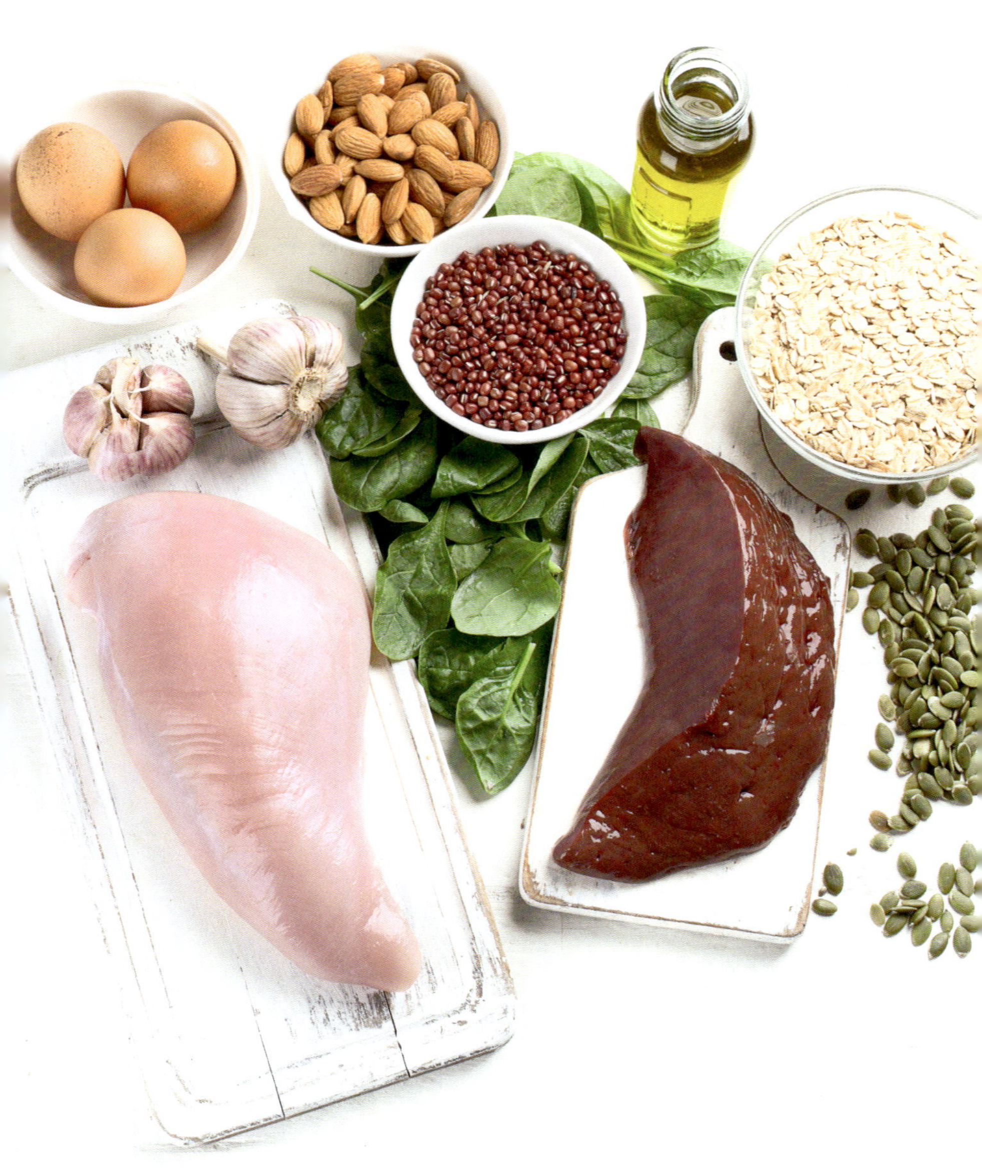

Co-Faktor Nr. 3: Zink

»Zink ist ein essenzieller Nährstoff, der für katalytische, strukturelle und regulative Aufgaben im Körper gebraucht wird.«

Linus Pauling

Zink im Überblick

Zink …

- → ist an der Energieproduktion beteiligt.
- → wird für Zellteilung und Zelldifferenzierung gebraucht.
- → ist an der DNA-Synthese beteiligt.
- → reguliert die Genexpression durch mehr als 2000 Zinkfingerproteine (Transkriptionsfaktoren, die die Genumsetzung steuern).
- → wird für die Zellkommunikation (Signalübertragung innerhalb der Zellen) benötigt.
- → ist an der Übertragung von Nervenreizen im Gehirn und der neuronalen Plastizität beteiligt.
- → ist im Protein-, Kohlenhydrat- und Fettstoffwechsel aktiv.
- → beeinflusst über 300 Enzyme.
- → ist für die Immunabwehr wichtig.
- → spielt bei Wundheilung und Gewebeneubildung eine Rolle.
- → ist im Knochenstoffwechsel unverzichtbar.
- → hat eine antimikrobielle Wirkung.
- → wirkt antioxidativ, bindet freie Radikale.
- → ist an der Bildung von Hämoglobin (roter Blutfarbstoff, Sauerstofftransport) beteiligt.
- → wird für die Blutgerinnung gebraucht.
- → ist für die Blutzuckerregulation (exokrine und endokrine Pankreasfunktion) wichtig.
- → ist im Herz-Kreislauf-System unverzichtbar.

- ⟶ ist an der Schilddrüsenfunktion beteiligt.
- ⟶ hat Anteil an der Hormonbildung.
- ⟶ wird für Fruchtbarkeit und Spermienbildung gebraucht.
- ⟶ unterstützt die Gesundheit der Darmbarriere.
- ⟶ wird für die Funktion der Sinnesorgane benötigt (Riechen, Schmecken, Hören, Sehen).
- ⟶ ist für Wachstum, Entwicklung und Hirnfunktion wichtig.

Vielseitiges Zink

Wenn es kühler wird, wenn Herbst und Winter sich ankündigen, dann liegt es nahe, an Zink zu denken. Doch Zink ist weitaus mehr als ein wichtiges Spurenelement für das Immunsystem. Ob unser Körper über genügend Zink verfügt, hat einen entscheidenden Einfluss auf das Altern sowie auf Entzündungen und Schäden im Erbgut. Als unverzichtbarer Co-Faktor von Vitamin D_3 ist Zink direkt oder indirekt an allen Aufgaben des Sonnenhormons beteiligt. Neben Vitamin K_2, Magnesium und Bor braucht Vitamin D_3 auch Zink, um die Vielzahl an Stoffwechsel- und Enzymprozessen im Körper durchzuführen, die lebenswichtig für uns sind. Alle Körperzellen brauchen Zink,[80] nicht zuletzt, um sich vor freien Radikalen zu schützen. Gehirn und Nervensystem, Immunabwehr, Wundheilung, das Herz-Kreislauf-System, die Blutzuckerregulation und die Fruchtbarkeit, Haut, Haare, Nägel und die Kollagenbildung brauchen Zink. In der Haut ist mit etwa 5 Prozent des Gesamtkörperanteils relativ viel Zink enthalten, was die Wundheilung fördert.[81]

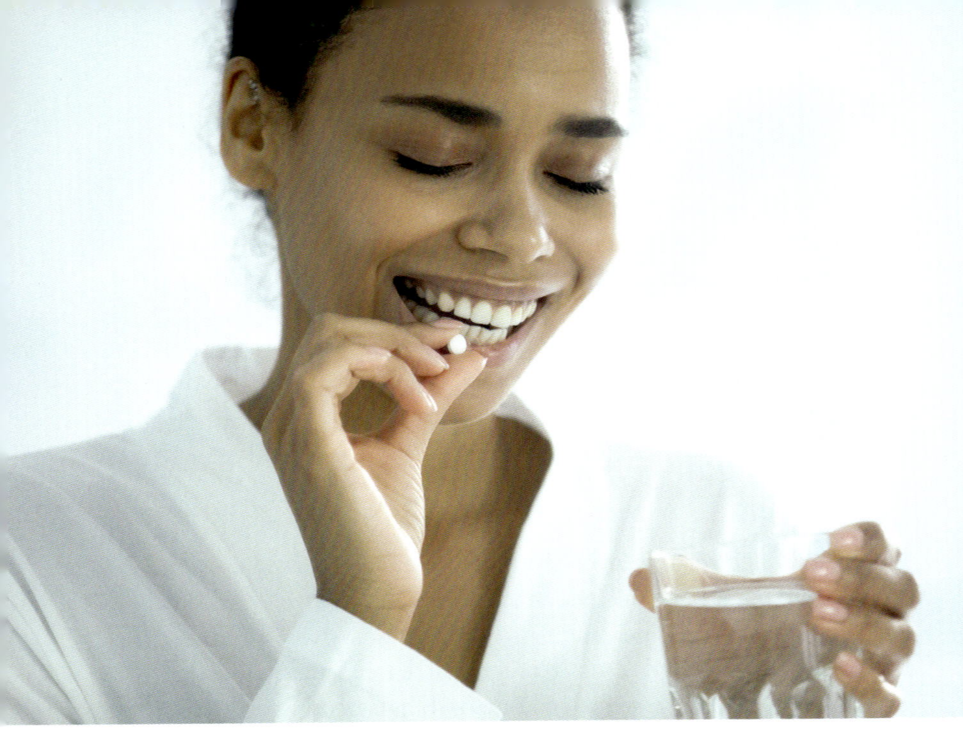

Eine Reihe von Proteinen erhalten ihre korrekte dreidimensionale Struktur, ohne die sie nicht korrekt funktionieren, nur mit Zink. Das Spurenelement wird für bestimmte Bereiche der Genexpression (wie genetische Anlagen umgesetzt werden) und der Signalweiterleitung zwischen den Nervenzellen benötigt.[82] In seiner extrazellulären Form stimuliert Zink die Freisetzung von Calcium innerhalb der Zellen und beeinflusst die Hormonausschüttung (Insulin).[83] Für Kinder und Schwangere ist die Zinkversorgung besonders wichtig, weil Zink aufgrund seiner Rolle in der Zellbildung und Zellteilung das Körperwachstum steuert.[84]

Zink ist überall gegenwärtig oder sollte es sein. Das Linus Pauling Institute in Oregon, USA, das für seine Forschungen zu Vitamin C in der Krebstherapie bekannt wurde, hat auch zu Zink und anderen Mikronährstoffen aufschlussreiche und lesenswerte Untersuchungen zusammengestellt.[85]

Den meisten Ackerböden fehlen nicht nur Magnesium und Bor, sondern auch Zink, sodass die Lebensmittel diese Stoffe nicht aufnehmen können. Geschätzt wird, dass etwa ein Drittel der Weltbevölkerung unter Zinkmangel leidet. Vor allem ältere Menschen, deren Aufnahmefähigkeit im Darm häufig nicht mehr so funktioniert, haben einen Zinkmangel. Außerdem wurde festgestellt, dass mit den Jahren mehr Zink und Eisen über den Urin ausgeschieden wird.

Zink und Vitamin D3: ziemlich beste Freunde

Zink und Vitamin D3 sind wichtige Partner im großen Zusammenspiel, das die Gesundheit unseres Körpers bewirkt. Durch Untersuchungen wurde entdeckt, dass wenig Zink im Blut bei jungen Frauen einen Mangel an Vitamin D3 bewirken kann, während die Konzentration von Vitamin D3 im Blut bei Frauen nach der Menopause durch Zinkgaben steigt. Eine weitere Gemeinsamkeit sind ihre Aufgaben in der Zellkommunikation. Bestimmte Vitamin-D3-abhängige Gene sind auf Zink angewiesen, denn gemeinsam tragen sie zu einem gesunden Knochenstoffwechsel, Bewegungsapparat und vielem mehr bei. Fehlt einer dieser beiden Stoffe, entstehen mit der Zeit Störungen, die fast alle Körpersysteme betreffen. Eine ausführliche Studie dieser Zusammenhänge wurde 2022 in *Current Research in Physiology* veröffentlicht.[86]

Zink ist ein wichtiger Baustein im Immunsystem und bekämpft Entzündungen

Das Immunsystem kann nur mit einer ausreichenden Zinkversorgung richtig arbeiten.[87,88] Angeborene Immunzellen wie Neutrophile, Makrophagen und natürliche Killerzellen und adaptive wie B-Lymphozyten und T-Lymphozyten können nur mit Zink gebildet

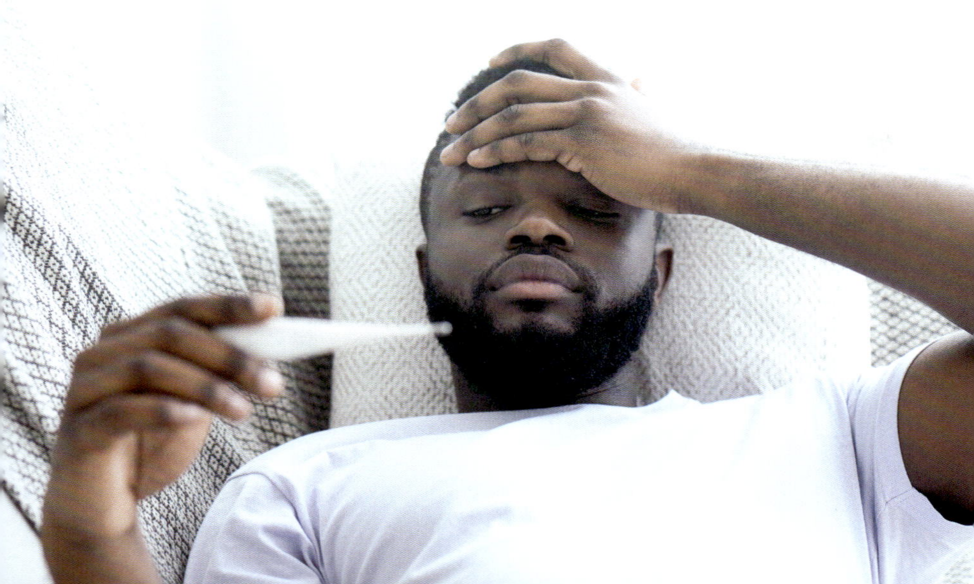

werden.[89] Fehlt Zink, dann sinkt die Fähigkeit des Körpers, Krankheitserreger zu bekämpfen, und der Körper wird anfälliger.[90,91,92]

Das Immunsystem muss im Falle einer Infektion eine Entzündungsreaktion auslösen können, um die Erreger zu bekämpfen. Unter bestimmten Umständen kann es jedoch zu einer Überreaktion mit chronischen Entzündungen kommen, wie sie bei Rheuma, Herz-Kreislauf-Erkrankungen, chronisch-entzündlichen Darmerkrankungen, Diabetes und Krebs auftreten. Zinkmangel trägt zu überhöhten Entzündungsreaktionen bei, die sich durch Zinkgaben beruhigen.[93]

Zink, Immunität und Krankheiten
bei älteren Menschen

Die Alterung des Immunsystems (Immunoseneszenz) ist ein fortschreitender Prozess, bei dem Infektionen und Krankheiten immer schlechter abgewehrt werden können.[94] Als Folge steigt das Risiko, Lungenentzündungen[95] und Erkrankungen, die mit Entzündungen verbunden sind, zu entwickeln, wie zum Beispiel Autoimmunerkrankungen, stärkeren oxidativen Stress (Zellschäden durch Radikalbildung)[96] und Krebs. Ein guter Zinkstatus hilft, den Alterungsprozess zu verlangsamen.

Zink, Insulin und Diabetes mellitus Typ 1 und 2

Zink und Insulin stehen in enger Verbindung.[97] Das blutzuckersenkende Hormon Insulin wird in den Beta-Zellen der Bauchspeicheldrüse hergestellt und ins Blut ausgeschüttet. Die Alpha-Zellen produzieren dagegen Glukagon, den Gegenspieler von Insulin, der den Blutzuckerspiegel erhöht. Insulin und Glukagon arbeiten zusammen, um eine Unterzuckerung oder einen Blutzuckerüberschuss zu vermeiden. Beta-Zellen brauchen Zink, um Insulin herzustellen und es zu speichern. Wenn der Blutzucker steigt, wird Zink zusammen mit Insulin freigesetzt.[98] Es wird vermutet, dass Zink die Blutzuckeraufnahme (Glukoseaufnahme) in den Geweben anregt, die Insulin brauchen. Dazu zählen die Leber, die Muskeln und das Fettgewebe.

Bei beiden Diabetestypen besteht ein Zinkmangel, der unter anderem durch die höhere Ausscheidung über die Nieren bedingt ist. Die negativen Auswirkungen auf die Krankheitsentwicklung sind stärkere Insulinresistenz und oxidativer Stress sowie die Bildung von Advanced Glycation End Products (AGE).[99,100] Diese fortgeschrittenen Glykationsendprodukte sind Verbindungen, die das Risiko für zahlreiche Erkrankungen steigern, wenn sie sich häufen. Sie entstehen, wenn sich Eiweiß oder Fett mit Zucker im Blutkreislauf verbinden (Glykation). Weitere Komplikationen wie Herz-Kreislauf-Erkrankungen, Retinopathie (Schädigung der Netzhaut der Augen)[101] und Neuropathie (Erkrankung des Nerven-

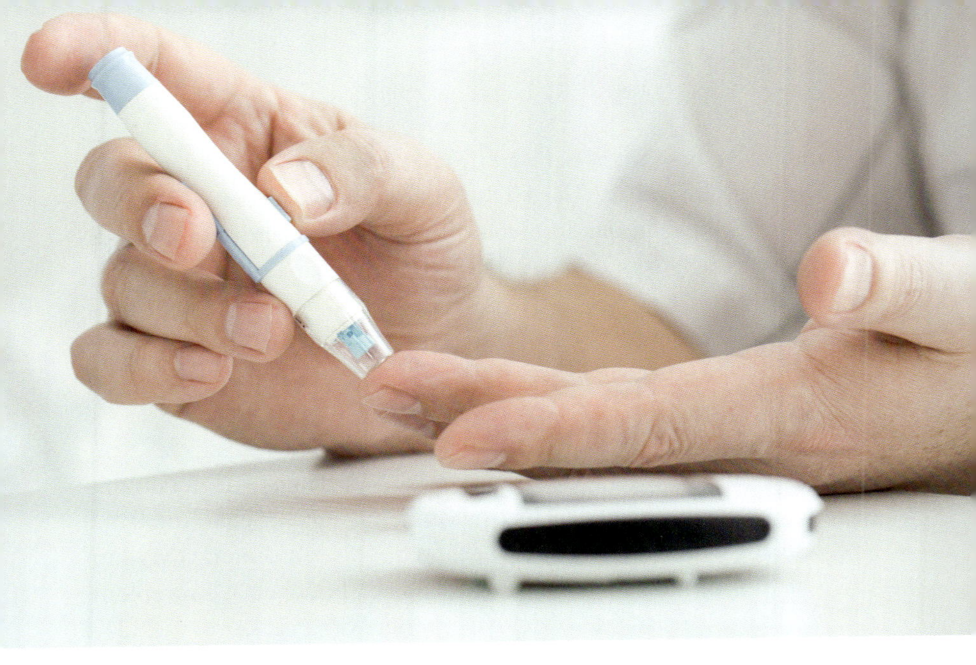

systems) treten ebenfalls häufiger auf.[102] Eine Reihe bereits genannter Studien zeigt, dass Zink hilft, den Blutzuckerspiegel, den Blutdruck und die Blutfettwerte zu kontrollieren.[103]

Zink, Cholesterin und Fettstoffwechsel

Ein gestörter Fettstoffwechsel ist einer der Hauptgründe für Herz-Kreislauf-Erkrankungen, Herzinfarkt und Schlaganfall. Zink ist auch hier hilfreich zur Stelle. Eine Metaanalyse von 24 klinischen Studien mit 14 515 Testpersonen zeigte, dass die Triglyceride, das Gesamtcholesterin und das LDL-Cholesterin wesentlich sanken, und zwar besonders bei den Testpersonen mit schlechten Lipidwerten, während sich der HDL-Cholesterinspiegel deutlich verbesserte.[104] Während der Studien erhielten die Probanden eine durchschnittliche Dosis von rund 39 Milligramm pro Tag.

Zink für das Herz-Kreislauf-System

Zinkmangel fördert Arteriosklerose und ist häufig mit Herzkrankheiten, Herzinsuffizienz, Herzrhythmusstörungen, Schlaganfall und dem Absterben von Herzmuskelgewebe (Myokardinfarkt) verbunden.[105,106] Zusätzliches Zink trägt dazu bei, bestehende Erkrankungen zu verbessern und bietet eine größere Chance, kardiovaskuläre

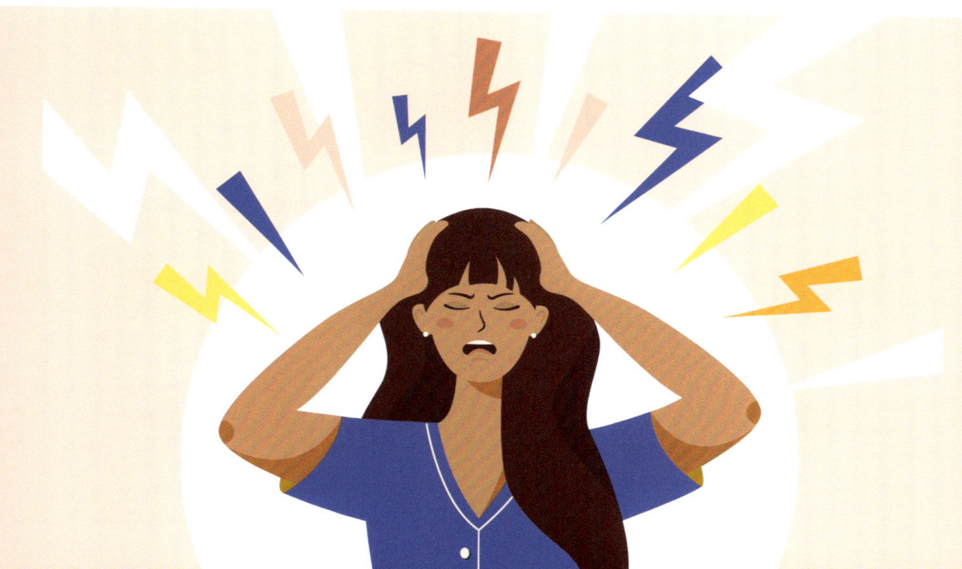

Erkrankungen zu vermeiden.[107] Oxidativer Stress (Zellzerstörung durch freie Radikale) ist eine weitere Ursache für Herz-Kreislauf-Erkrankungen. Forscher durchsuchten daher die wissenschaftliche Literatur, um herauszufinden, wie hochdosiertes Zink auf Angina pectoris wirkt, die durch Arteriosklerose ausgelöst wird. Bekannt ist, dass Lipidperoxidation (Zerstörung von Fetten durch hochreaktive freie Radikale) und hohes LDL-Cholesterin entscheidend für Arteriosklerose und damit auch für Angina pectoris sind. Es zeigte sich, dass hochdosierte Zinkgaben bei den meisten Patienten zu einer deutlichen Verbesserung geführt hatten. Eine langfristig höhere Aufnahme von Zink verringerte die Häufigkeit, mit der Angina pectoris auftrat, um 40 Prozent. Die antioxidative Wirkung von Zink verhindert die Oxidation von LDL-Cholesterin sowie der Blutfette und stoppt dadurch den Hauptauslöser für Arteriosklerose. Zink verbessert außerdem die Durchblutung und verjüngt die Herzfunktion bei älteren Menschen.[108]

Leaky Gut:
Zink hält die Darmbarriere gesund

Eine gesunde Darmbarriere muss Nährstoffe in den Körper übertreten lassen, während sie gleichzeitig verhindert, dass Erreger und Gifte eindringen. Die Tight Junctions sind die Strukturen, die diese komplexe Aufgabe erfüllen und dafür sorgen, dass die Darmwand die richtige Durchlässigkeit hat. Fehlt Zink, verlieren die Tight Junctions ihre feste Verbindung, und es kommt zu einem Leaky Gut, dem krankhaft durchlässigen Darm.[109] In diesem Fall werden Nährstoffe einschließlich Zink schlechter aufgenommen, und schädliche Stoffe gehen ins Blut über. Die Folgen sind Nahrungsmittelunverträglichkeiten und -allergien, Zöliakie, Migräne, Durchfall, entzündliche Darmerkrankungen bis hin zu Magen-Darm-Krebs.[110] Leaky Gut ist inzwischen ein in unterschiedlichen Schweregraden weitverbreitetes, ernsthaftes Problem, das nicht zuletzt auf den häufigen Zinkmangel zurückzuführen ist, denn Zink wird für die Bildung der Tight Junctions gebraucht. Außer Zink können die Vitamine D und A, kurzkettige Fettsäuren und Probiotika die Darmwand festigen.[111] Der Zonulin-Stuhltest bietet eine zuverlässige, noch immer relativ unbekannte Möglichkeit, die Festigkeit der Darmwand zu bestimmen.[112]

Zink kann Krebs vorbeugen
und ein Fortschreiten verhindern

Die Zahl an Krebserkrankungen könnte mit hoher Wahrscheinlichkeit sinken, wenn mehr auf eine biologisch wertvolle Ernährung geachtet würde. Zu den Nährstoffen, die besonderen Schutz vor Zellentartungen verleihen, zählt Zink als wesentlicher Bestandteil von DNA-bindenden Proteinen mit Zinkfingern, Kupfer-Zink-Superoxiddismutase und mehreren Proteinen, die an der DNA-Reparatur beteiligt sind.[113] Bei Patienten mit Prostatakrebs wurde übereinstimmend festgestellt, dass in den Krebszellen ein starker Zinkmangel herrscht, vor allem bei fortgeschrittenen Krebserkrankungen.[114]

Weitere wichtige Wirkungen
von Zink

Wer unter Menstruationsbeschwerden leidet, kann sich mit Zink viel Gutes tun. Als Frauen begannen, an 1–4 Tagen vor der Blutung ein- bis dreimal täglich 30 Milligramm Zink einzunehmen, verschwanden die Schmerzen. Vermutet wird, dass die Wirkung auf die Verbesserung der Durchblutung in den Kapillaren, die Hemmung von Entzündungen und geringere Radikalbildung zurückzuführen ist.[115] Bei Frauen, die unter Prämenstruellem Syndrom (PMS) leiden, sind die Zinkwerte ebenfalls niedrig. 30 Milligramm

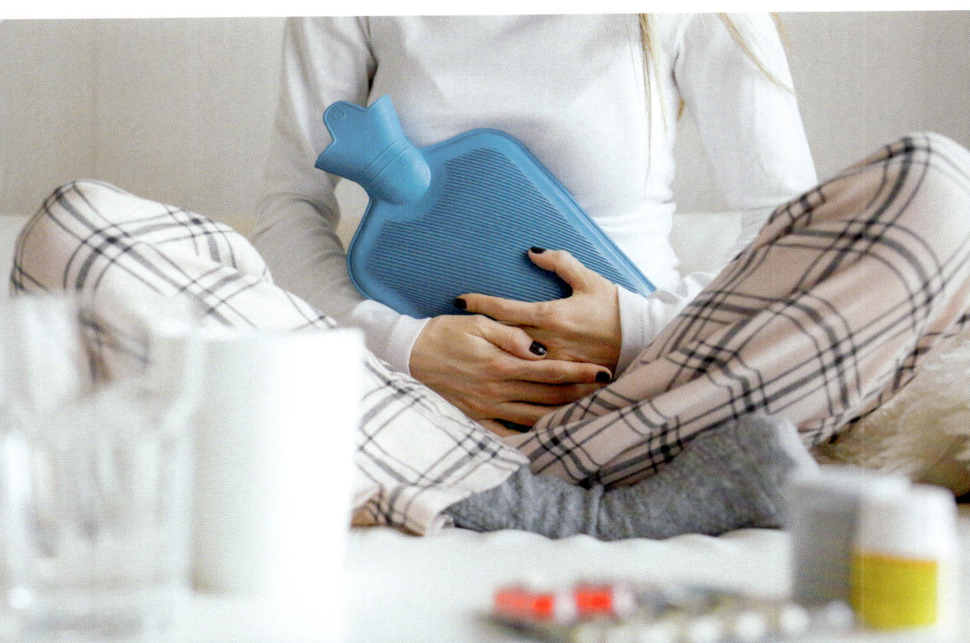

Zink täglich vor der Menstruation halfen, eine Dosis von 15 Milligramm jedoch nicht. In einer weiteren Studie nahmen 142 Frauen mit PMS 50 Milligramm Zink pro Tag vom 16. Tag des Zyklus bis zum 2. Tag danach mit deutlichem Erfolg gegenüber der Placebogruppe ein.[116] Während der Schwangerschaft und der Stillzeit ist Zink für Mutter und Kind besonders wichtig. Zinkmangel kann zu einem langsameren Wachstum des Fötus, einem geringeren Geburtsgewicht und zu einer Frühgeburt führen. Auch Immunschwäche und verschiedene Formen von Autismus[117] werden damit in Verbindung gebracht.

Männer brauchen Zink, denn es ist wesentlich für die Spermienbildung und -qualität. Bei Rauchern und unfruchtbaren Männern finden sich häufig besonders hohe Werte an hochreaktiven freien Radikalen (ROS), ein Mangel an Zink und weiteren antioxidativen Stoffen sowie eine starke Radikalbildung in der Samenflüssigkeit.[118]

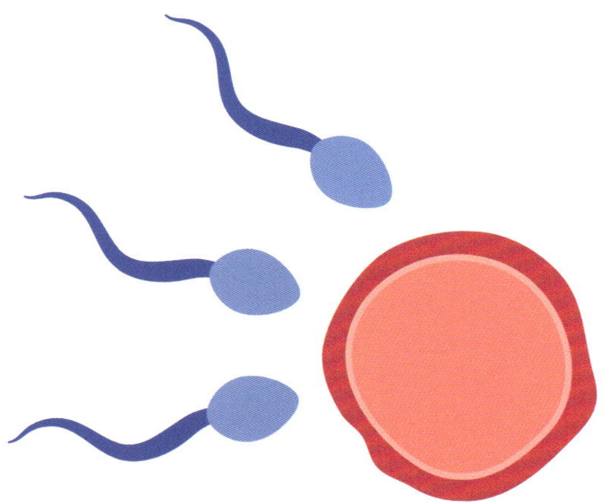

Symptome
eines Zinkmangels

Zinkmangelsymptome sind wenig spezifisch, weil Zink eine so große Zahl an Funktionen im Körper erfüllt. Sie reichen von Müdigkeit, Abgeschlagenheit, Konzentrations- und Gedächtnisschwierigkeiten, Gewichtsverlust, Anorexie, Verdauungsproblemen, steigender Infektanfälligkeit, schlechter Wundheilung, schwelenden Entzündungen, Depression, Stimmungsschwankungen und Angstzuständen, Reizbarkeit, Impotenz, Problemen mit der Fruchtbarkeit, Aphthen im Mund, Haarausfall und Blutarmut bis hin zu anhaltendem Durchfall. Bei Menschen mit Zinkmangel verändert sich auch das Sozialverhalten. Sie können schlechter mit Ärger umgehen, sind leicht gereizt, aggressiver und fühlen sich weniger eingebunden.

Lebensmittel,
die Zink enthalten

Pflanzliche Nahrungsmittel wie Gemüse, Hülsenfrüchte und Getreide enthalten etwas weniger Zink als Fleisch und Fisch. Außerdem hängt die Zinkaufnahme davon ab, wie viel Phytat (Phytinsäure) im jeweiligen Lebensmittel enthalten ist. Phytat bindet im Darm verschiedene Mikronährstoffe, darunter auch Zink. Bei einer rein pflanzlichen Ernährung kann es sein, dass bis zu 45 Prozent weniger Zink aufgenommen werden als bei einer Ernährung mit pflanzlichen und tierischen Nahrungsmitteln.

Die Deutsche Gesellschaft für Ernährung (DGE) schlüsselt ihre Angaben zur Höhe der Zinkaufnahme je nach Menge des aufgenommenen Phytats auf. Eine niedrige Phytatzufuhr entspricht 330, eine mittlere 660 und eine hohe 990 Milligramm pro Tag. Wer viele Hülsenfrüchte und Vollkornprodukte, insbesondere nicht gekeimte oder unfermentierte, und vor allem pflanzliches Eiweiß wie Soja zu sich nimmt, hat eine hohe Phytatzufuhr und braucht mehr Zink, um dieses noch über die Menge hinaus, die Phytat bindet, für alle Funktionen übrig zu haben. Der Phytatgehalt kann durch Kochen, Keimen, Rösten oder Einweichen gesenkt werden. Auch Oxalsäure senkt die Zinkaufnahme, weshalb beispielsweise Spinat nur gekocht und Linsen nur eingeweicht gegessen werden sollten. Zink ist enthalten in Fleisch, Geflügel, Wild, Leber, Fisch (weniger als Fleisch), Milchprodukten, Nüssen und Samen, Vollkorngetreide, Vollkornprodukten, Knäckebrot, Weizenkeimen, Hülsenfrüchten, Kakaopulver, Bierhefe, Bäckerhefe und schwarzem Tee. Aus tierischen Quellen wird Zink leichter aufgenommen als aus pflanzlichen.

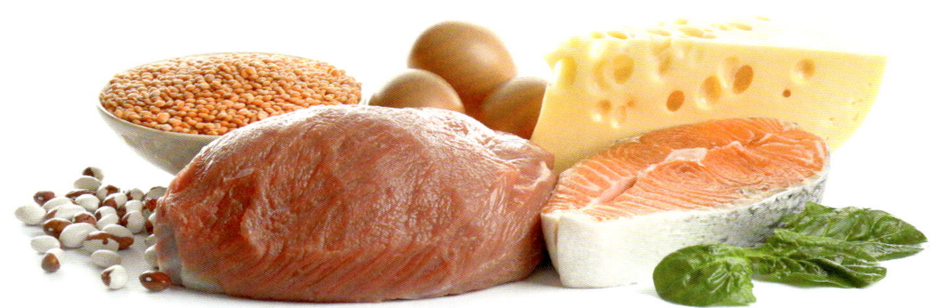

Dosierung
von Zink

Die empfohlene Tagesmenge für gesunde Menschen liegt bei 10–12 Milligramm pro Tag, für Babys und Kleinkinder bei 5–7 Milligramm (Recommended Dietary Allowance, RDA). Als Tolerable Upper Intake Level – die Höchstgrenze für die tägliche Einnahme – wurden 40 Milligramm täglich für Frauen und Männer ab dem 19. Lebensjahr festgelegt.[119] Die tatsächliche Aufnahme liegt jedoch meist deutlich unter der empfohlenen Tagesmenge. Vegetarier und Veganer nehmen über die Ernährung etwa genauso viel Zink auf wie Nichtvegetarier. Ihr Zinkbedarf ist jedoch höher, da Zink aus pflanzlichen Lebensmitteln in geringerem Umfang verwertet wird. Wer viel Getreide oder Hülsenfrüchte zu sich nimmt, braucht bis zu 50 Prozent mehr Zink, weil Zink durch den hohen Phytatgehalt gebunden wird und dem Körper nicht mehr zur Verfügung steht. Wechselwirkungen mit Medikamenten, Stress, Krankheit und Heilungsprozesse können den Zinkbedarf ebenfalls erheblich steigern. Dieser steigt, wenn die Aufnahme im Darm schwach ist, zum Beispiel durch Darmerkrankungen wie das Leaky-Gut-Syndrom, Zöliakie, ungenügende Enzymproduktion in der Bauchspeicheldrüse, eine Schilddrüsenunterfunktion oder während der Wundheilung. Die Einnahme einer höheren Dosis Zink kann auch sinnvoll sein bei Herpes, Entzündungen aller Art wie Lungenentzündungen, Atemwegsinfektionen und Erkältung, Herzerkrankungen, Arteriosklerose, Diabetes Typ 1 und 2, Lebererkrankungen und mehr.

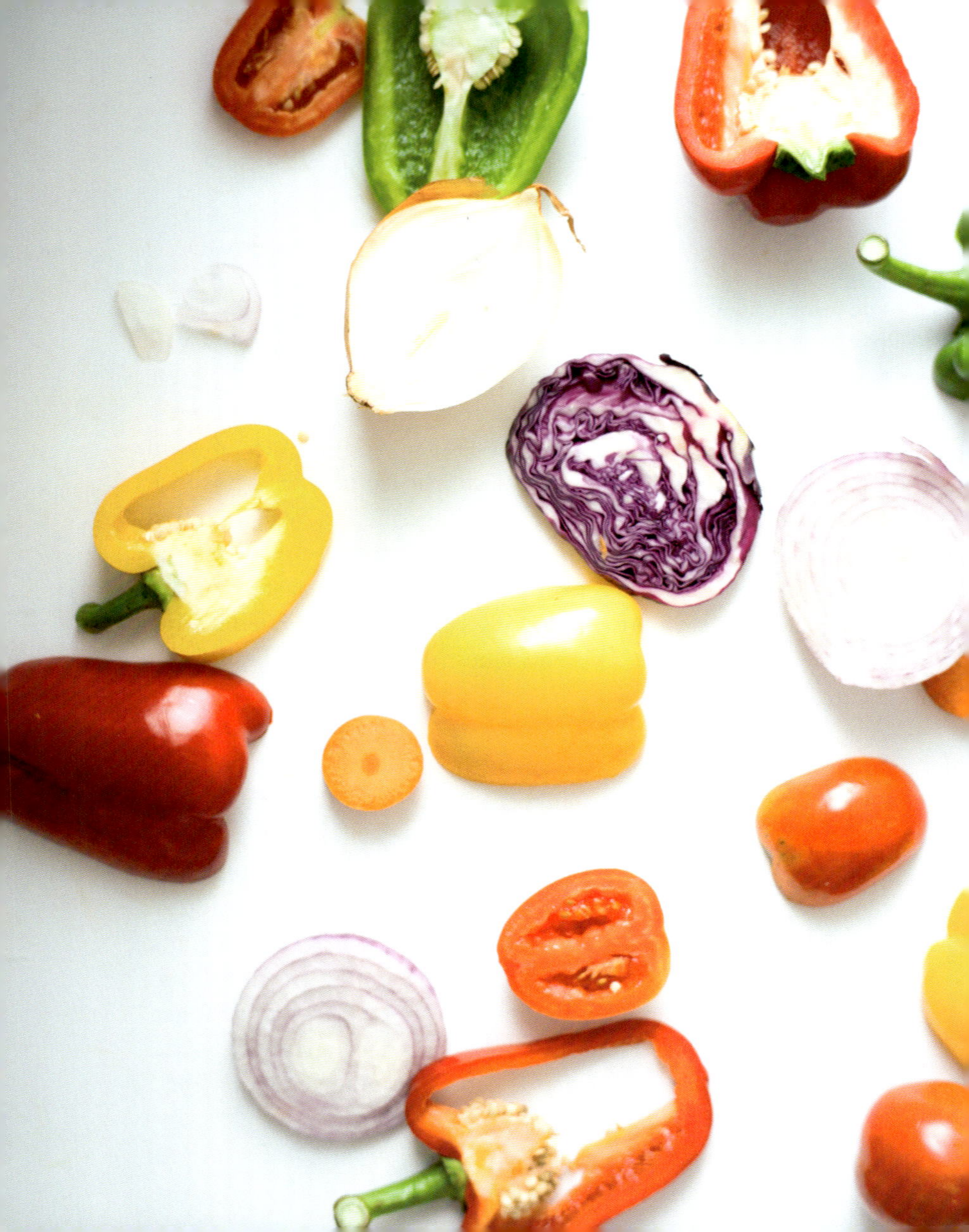

Co-Faktor Nr. 4: Vitamin A und Beta-Carotin

*»Farbe ist eine Kraft,
die die Seele direkt beeinflusst.«*

Wassily Kandinsky

Vitamin A im Überblick

Vitamin A …

- ⟶ ist wichtig für Sehfähigkeit und Nachtsicht.
- ⟶ erhält die Gesundheit der Netzhaut, Hornhaut und Bindehaut.
- ⟶ unterstützt die tägliche Erneuerung der Hautzellen.
- ⟶ ist wichtig für die Gesundheit aller Schleimhäute und des Epithels.
- ⟶ ist an der Immunabwehr beteiligt.
- ⟶ bekämpft durch T-Zellen vermittelte Entzündungen.
- ⟶ schützt die Zellen.
- ⟶ ist wichtig für die Krebsvorsorge und Hemmung von Tumoren, vor allem aus dem Epithel wie Darm- und Gebärmutterhalskrebs.
- ⟶ ist an der Blutbildung beteiligt (Differenzierung von Stammzellen zu Erythrozyten).
- ⟶ mobilisiert Eisen als Teil des roten Blutfarbstoffs (Hämoglobin) der Erythrozyten.
- ⟶ erhält die Gesundheit und Feuchtigkeit von Haut und Schleimhäuten.
- ⟶ ist wichtig für die Bildung von Steroidhormonen (Androgene und Östrogene für die Fortpflanzung).
- ⟶ ist wichtig für die Fruchtbarkeit: Bildung von Samenzellen (Spermienzahl und -beweglichkeit).
- ⟶ wird für Wachstum und Entwicklung des Fötus gebraucht.
- ⟶ ist an der Synthese von Proteinen und Fetten beteiligt.
- ⟶ aktiviert bestimmte Gene.

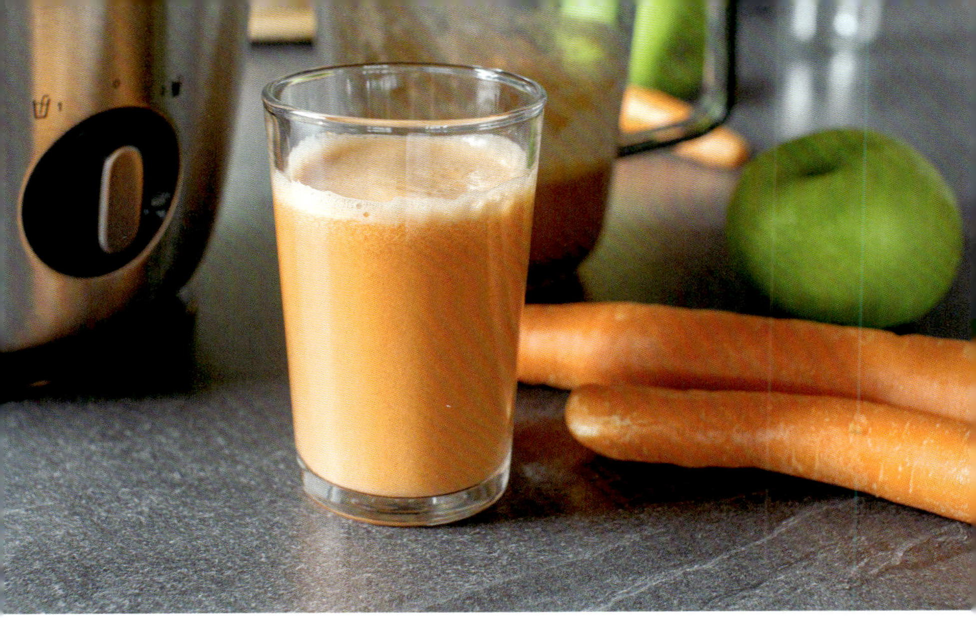

Was ist Vitamin A (Retinol)?

Der Begriff Vitamin A steht für eine Gruppe von Substanzen mit ähnlicher Struktur, aber unterschiedlicher Wirkung im Körper. Die Risiken einer Überdosierung sind deshalb nicht bei allen gleich. Die riskanteste, wenn auch wichtigste Form von Vitamin A ist Retinol. Um das Gefahrenpotenzial von Retinol in Schach zu halten, hat der menschliche Körper ein körpereigenes Schutzsystem, durch das Retinol an ein Transportprotein gebunden wird: das Retinol-bindende Protein (RBP). Fehlt dieses Protein beziehungsweise ist nicht genügend davon vorhanden, kann die Vitamin-A-Konzentration im Blut auch bei normaler Dosierung so hoch ansteigen, dass Vergiftungserscheinungen auftreten. Das Gleiche gilt, wenn Retinol überdosiert wird. Fehlt stattdessen Retinol, wird die Freisetzung von RBP blockiert, sodass die Konzentration von RBP im Blut sinkt und in der Leber steigt. Retinol wird hauptsächlich in der Leber gespeichert und mithilfe des RBP über das Blut zu den Geweben transportiert.[120]

Während Vitamin A, vor allem in Form von Retinol, spezielle Aktivitäten entwickelt, bei denen eine Überdosierung möglich ist, besteht diese Gefahr bei Carotinoiden wie Beta-Carotin (Provitamin A) nicht. Carotinoide müssen erst in Vitamin A umgewandelt werden, bevor sie aktiv werden können. Da die Umwandlungsrate niedrig ist und der Körper seinen eigenen Mechanismus hat, mit dem er die Umwandlung reguliert, ist die Gefahr einer Überdosierung nicht gegeben.

Vitamin D_3 braucht Vitamin A,
aber die richtige Menge muss es sein

Vitamin D_3 braucht Vitamin A, um bestmöglich wirken zu können. Die beiden Vitamine stehen jedoch in einem sehr speziellen Verhältnis zueinander: Sie brauchen sich, aber sobald die Vitamin-A-Konzentration im Blut über eine bestimmte, bisher nicht eindeutig definierte Menge steigt, beginnt Vitamin A, Vitamin D_3 zu blockieren. Wird Vitamin A parallel zu Vitamin D_3 eingenommen, steigt der Vitamin-D_3-Spiegel viel höher als durch die alleinige Vitamin-D_3-Einnahme. Im Akutfall nach einem ischämischen Schlaganfall konnte die Kombination beider Vitamine die Entzündungswerte erheblich senken, und die Regeneration des Gehirns verlief besser.[121] Eine höhere Vitamin-A-Dosierung sollte jedoch immer nur eine kurzzeitige Intervention sein und durch Kontrollen überwacht werden, wobei Bluttests täuschen können, da der Blutspiegel – ähnlich wie bei Magnesium und anderen Stoffen – solange wie nur irgend möglich aufrechterhalten wird.

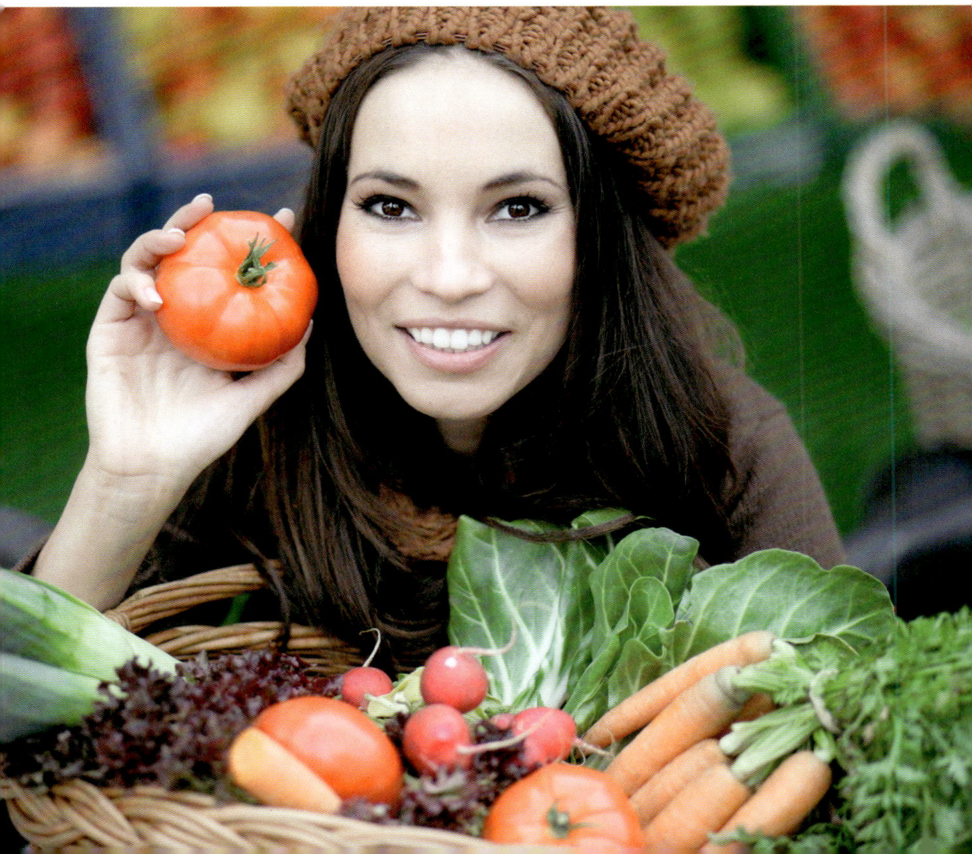

Vitamin A für gesunde Augen
und gute Nachtsicht

Wie gut wir sehen, vor allem in der Dämmerung und nachts, hängt von einem guten Vitamin-A-Status ab. Das Retinol aus der Nahrung wird in Retinal umgewandelt, einer weiteren Form von Vitamin A. Zusammen mit Opsin, einem Protein der Retina, erzeugt Retinal das lichtempfindliche Pigment Rhodopsin, das uns in die Lage versetzt, auch bei wenig Licht noch zu sehen und Eindrücke an der Peripherie des Gesichtsfeldes wahrzunehmen.[122] Auch die Hornhaut, die Oberfläche des Auges, braucht Vitamin A. Trockene Augen können erfolgreich mit Vitamin-A-Augentropfen behandelt werden.[123]

Bei der altersbedingten Makuladegeneration (AMD) geht die Sehfähigkeit im Bereich des schärfsten Sehens mit der Zeit immer mehr verloren. Sie tritt als trockene AMD auf, die eher lang-

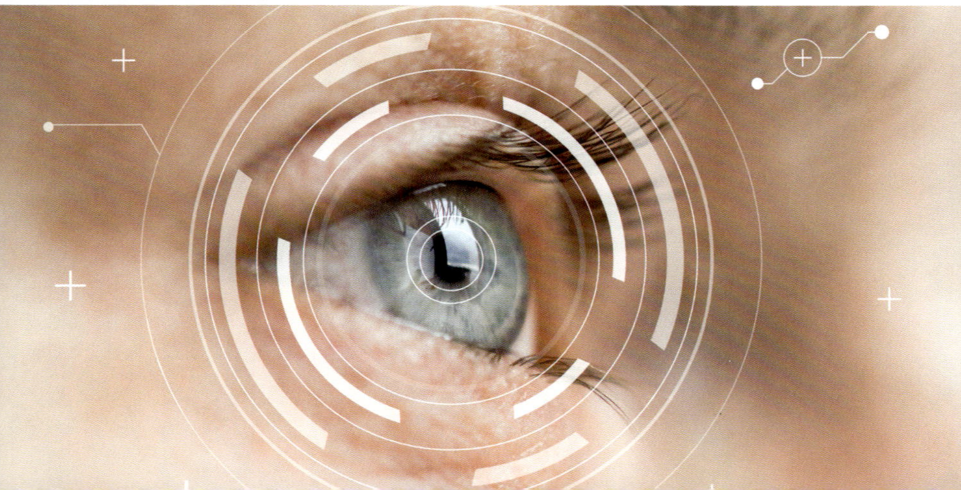

sam verläuft und kaum wirksam behandelt werden kann, und als feuchte AMD, bei der die Seheinschränkung schneller vorangeht, die sich aber relativ gut behandeln lässt. Zusammen mit anderen antioxidativ wirkenden Vitaminen und Mineralstoffen hilft Vitamin A, die Sehkraft im Alter länger zu erhalten. Wegweisend war hier die Age-Related Eye Disease Study (AREDS) des National Eye Institute, die über einen Zeitraum von 6 Jahren durchgeführt wurde. Sie ergab, dass Menschen mit leichter oder mittelschwerer AMD, die täglich ein Präparat einnahmen, das Vitamin A (als Beta-Carotin), Vitamin C, Vitamin E, Zink und Kupfer enthielt, ein um 25 Prozent geringeres Risiko für fortgeschrittene AMD hatten.[124] Eine Metaanalyse von 2017 fasste die Ergebnisse von neunzehn Studien zusammen, die in den USA, Europa, China und Australien stattgefunden hatten. Auch hier ging es um die Wirkung von Antioxidantien und Mineralstoffen auf AMD mit dem Ergebnis, dass die Entwicklung der AMD verlangsamt werden konnte.[125]

2022 erschien eine Untersuchung in *Frontiers in Nutrition,* in der die große Bedeutung von Vitamin A für das Sehvermögen und eine Vielzahl anderer Funktionen im Körper gewürdigt wurde. Das Vitamin ist nicht nur für den Erhalt der Hornhaut, sondern auch für die Funktion der Netzhaut entscheidend, da es an einer Reihe von Reaktionen beteiligt ist, die als Sehzyklus bekannt sind.[126] Vitamin A schützt und erhält gesunde Schleimhäute, zu denen auch die Bindehaut zählt, die vom Lidrand bis zur Hornhaut reicht und die Innenseite der Lider bedeckt. Die empfindliche Bindehaut ist gut durchblutet und muss genügend Schleim produzieren, um die Augen feucht zu halten und eine Barriere gegen Infektionen zu bilden.

Schwerer Vitamin-A-Mangel führt zu Xerophthalmie, einer Blindheit, die auch am Tag besteht. Der große Ernährungsforscher Weston A. Price berichtet in seinem Buch *Nutrition und Physical Degeneration* von einem Goldsucher, der beim Überqueren eines Hochplateaus der Rocky Mountains Xerophthalmie bekam und erblindete. Ein Indianer, der ihn entdeckte, führte ihn an einen Fluss, wo er einen Fisch fing. Der Goldsucher sollte das Fleisch des Kopfes, das Gewebe um die Augen sowie die Augen selbst essen, und schon nach 2 Tagen erholten sich seine Augen.[127]

Vitamin A
im Immunsystem

Vitamin A bewahrt uns auf seine ganz eigene Weise vor Infektionen, und zwar indem es die Zellmembranen der Haut- und Schleimhautzellen schützt, während es gleichzeitig daran mitwirkt, diesen Zellen Struktur und Funktionsfähigkeit zu geben. Mit genügend Vitamin A bleiben Haut und Schleimhäute gesund und bilden eine Barriere gegen Hauterkrankungen und Erreger in den Luftwegen sowie im Verdauungstrakt.[128]

T-Lymphozyten sind weiße Blutzellen, die zur erworbenen Immunabwehr gehören. Sie werden durch Vitamin A aktiviert und stellen dann Antikörper her. Fehlt Vitamin A, steigt das Risiko für Infektionen, angefangen von Erkältungen bis hin zur Grippe, und zwar schon bevor sich Mangelsymptome zeigen.

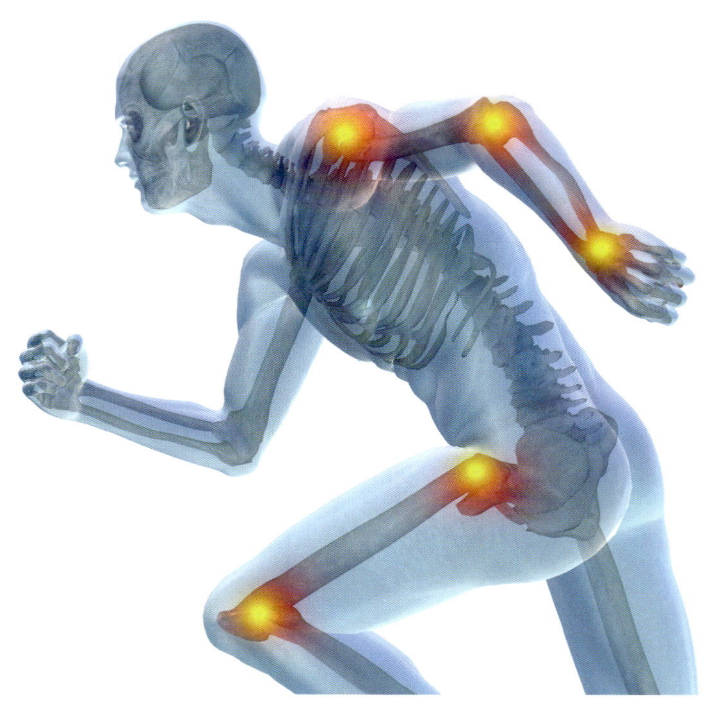

Vitamin A

für Knochen und Zähne

Für gesunde Knochen muss ein ständiger Auf- und Abbau von Knochengewebe stattfinden. Nur wenn altes, beschädigtes und verbrauchtes ausgeschieden wird, ist Platz für frisches und stabiles Gewebe. Vitamin A ist am Abbau beteiligt, indem es die Zahl der Osteoklasten steigert und ihre Aktivität unterstützt. Außerdem regt Vitamin A die knochenbildenden Zellen, die Osteoblasten, dazu an, Proteine wie Osteocalcin abzusondern, die die Knochen mineralisieren. Der Knochenstoffwechsel ist ein perfektes Beispiel dafür, wie Vitamin D_3, Vitamin K_2 und Vitamin A ineinandergreifen, von der Mobilisierung von Calcium (Vitamin D_3) über das ordnungsgemäße Lenken des Calciums in die Knochen (Vitamin K_2) bis zum Knochenabbau, um Platz für neues Knochengewebe zu schaffen (Vitamin A). Die Wirkungskette ist allerdings viel komplexer als hier zusammenfassend dargestellt.

Symptome
eines Vitamin-A-Mangels

Eine einseitige Ernährung wie mit Fast Food oder sehr einseitigen Diäten können einen Vitamin-A-Mangel hervorrufen, ebenso eine fettreduzierte Ernährung, Störungen des Fettstoffwechsels, eine verringerte Leberfunktion und chronische Lebererkrankungen. Symptome sind Sehstörungen, vor allem bei schlechten Lichtverhältnissen, Hornhauttrübungen, Hornhautgeschwüre, trockene Augenbindehaut, trockene Schleimhäute, trockene Augen, trockene Haut, Verhornungen, Haarausfall, dünnes Haar und brüchige Nägel, eine geschwächte Abwehrkraft, eine verringerte Speichelbildung, Müdigkeit, Konzentrationsschwäche und Blutarmut (Anämie).

Dosierung
von Vitamin A

Während früher höhere Dosen empfohlen wurden, haben neuere Studien gezeigt, dass eine geringere Menge Vitamin A wirksamer und sicherer ist, da leicht eine Überdosierung eintreten kann, die die Wirkung von Vitamin D_3 nicht mehr unterstützt, sondern blockiert. Vitamin A zählt zu den Nährstoffen, die sich bei Überdosierung im Körper anreichern können. Das gilt auch für Zink, Kupfer, Eisen und Vitamin D_3, das nur in der richtigen Begleitung durch

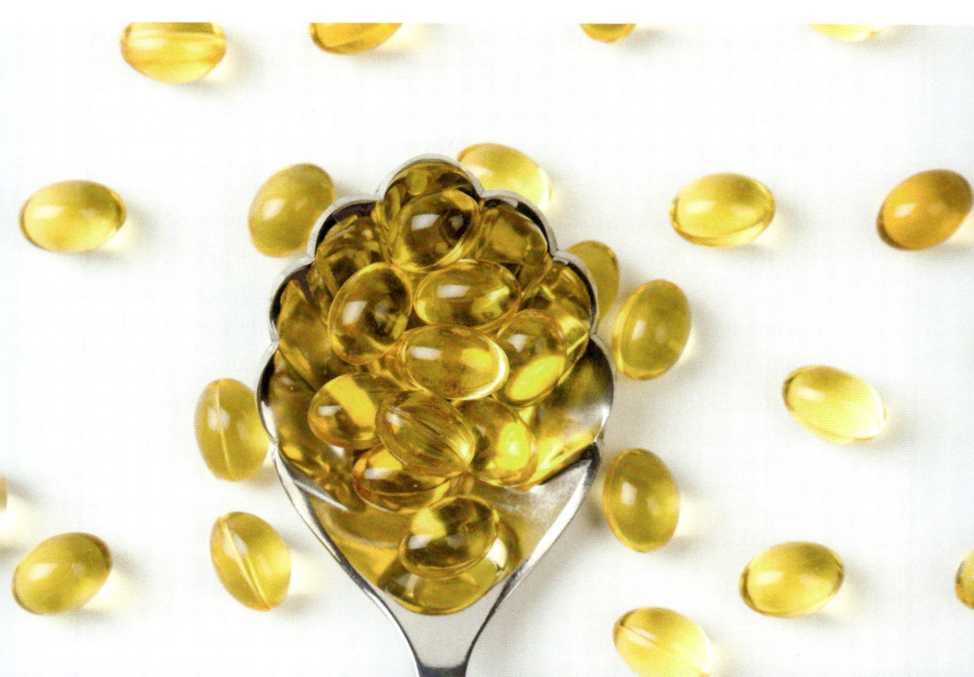

Co-Faktoren seine positiven Wirkungen entfalten kann. Wasserlösliche Vitamine wie Vitamin C sind auch bei hohen Dosierungen für sich genommen unbedenklich, da sie leicht ausgeschieden werden können; fettlösliche Vitamine hingegen werden eingelagert. Vitamine und Mineralstoffe sind lebenswichtig, aber nicht nur in Minidosen, die richtigen Dosen müssen es sein! Lassen Sie sich also nicht von den üblichen Warnungen der Schulmedizin hinsichtlich Ihrer Gesundheitsentscheidungen irritieren. Mehr Informationen finden Sie in der Vitamintabelle von René Gräber.[129,130] Vitamin A ist einer der wenigen Nährstoffe, wenn nicht der einzige, von dem mir bekannt ist, dass die offiziell empfohlene Dosis gesenkt werden musste, während die allgemeinen Empfehlungen oft weit unter dem liegen, was die langjährigen Untersuchungen von Experten ergeben haben. Hinzu kommt, dass sich die verschiedenen Länder in ihren Empfehlungen häufig nicht einig sind. Ein gutes Beispiel sind die Dosierungsangaben für Magnesium.

Die Deutsche Gesellschaft für Ernährung (DGE) empfiehlt für Frauen etwa 700 Mikrogramm (0,7 Milligramm) und für Männer 800–850 Mikrogramm (0,8–0,85 Milligramm) Vitamin A pro Tag. Für schwangere Frauen sind es 800 Mikrogramm und für Stillende 1300 Mikrogramm. Laut der Weltgesundheitsorganisation (WHO) liegt der Tagesbedarf für Erwachsene zwischen 0,8 und 1 Milligramm Vitamin A.

Aus den im Abschnitt »Was ist Vitamin A (Retinol)?« angegebenen Gründen ist eine Einnahme – außer in medizinischen Sonderfällen oder nachdem ein eindeutiger Mangel festgestellt wurde – nicht zu empfehlen. Anders sieht es bei Beta-Carotin aus.

Folgen einer Überdosierung
von Vitamin A

Übelkeit, Erbrechen, Durchfall, Kopfschmerzen, verschwommenes Sehen, trockene Haut und Schleimhäute, starker Gewichtsverlust, Knochenbrüche, Blutarmut, gereizte Stimmung, Haarausfall und mehr. Langfristig hohe Dosen von Vitamin A (25 000 IE beziehungsweise 7,5 Milligramm und darüber) können eine Leberzirrhose auslösen. Wenn zu viel Retinol eingenommen wurde, genügt es im Normalfall, das Produkt abzusetzen. Ähnlich kann es sich auswirken, wenn in kurzer Zeit große Mengen an Lebensmitteln konsumiert werden, die Vitamin A enthalten.

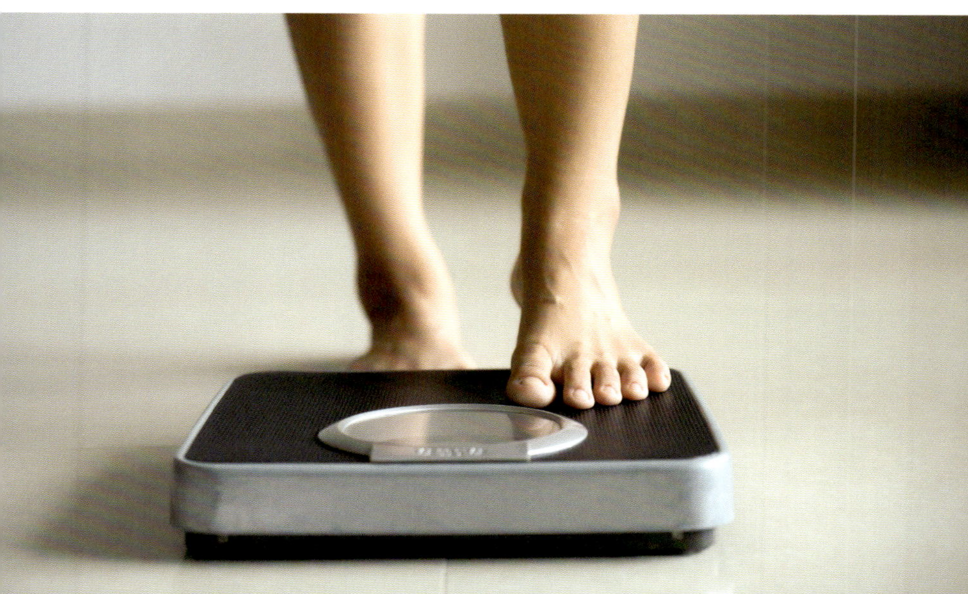

Lebensmittel,
die Vitamin A enthalten

Vitamin A ist zwar ausgesprochen wichtig, aber trotzdem brauchen wir nur wenig davon: 0,7–0,95 Milligramm pro Tag für Jugendliche und Erwachsene sind eine vergleichsweise geringe Menge. Die meisten Quellen empfehlen 1 Milligramm pro Tag. Lebensmittel, die Vitamin A enthalten, sind ausschließlich tierischen Ursprungs. In pflanzlichen Lebensmitteln ist nur die Vitamin-A-Vorstufe Beta-Carotin enthalten. Beta-Carotin muss im Körper in die aktive Form Retinol umgewandelt werden. Vitamin-A-Quellen sind Fleisch, Fisch, Leber und Leberwurst, Gänseleberpastete, Eier, Milchprodukte wie Ziegenkäse, Camembert, Cheddar, Blauschimmelkäse, Feta, Butter und Lebertran. Der höchste Vitamin-A-Gehalt befindet sich in Leber.

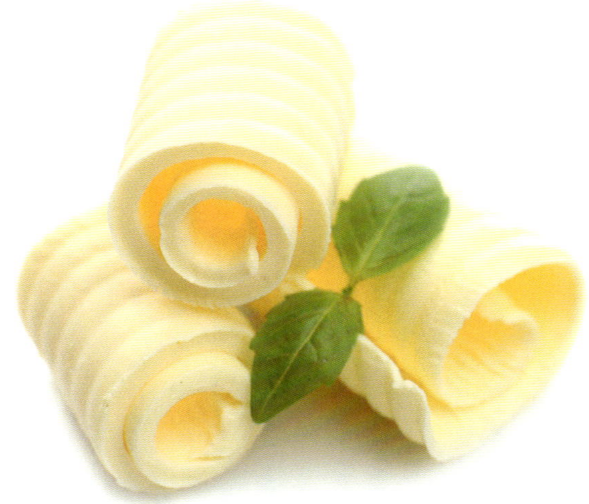

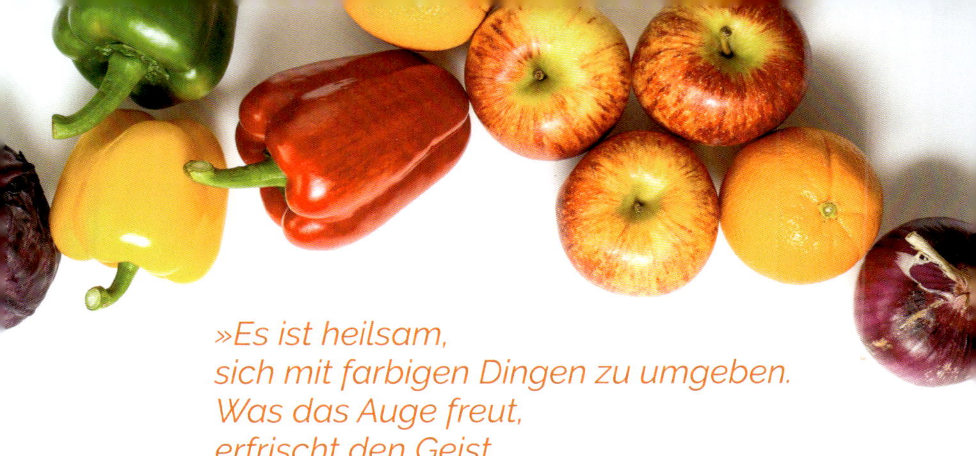

»Es ist heilsam,
sich mit farbigen Dingen zu umgeben.
Was das Auge freut,
erfrischt den Geist,
und was den Geist erfrischt,
erfrischt den Körper.«

Prentice Mulford

Beta-Carotin im Überblick

Beta-Carotin …

- ist die Vorstufe zu Vitamin A (Provitamin A).
- wirkt als starkes Antioxidans, schützt die Zellen und reduziert oxidativen Stress.
- schützt das Neugeborene: Es ist in Colostrum, der Erstmilch, enthalten.
- unterstützt die Augengesundheit.
- schützt vor Sonnenbrand und verstärkt die Bräunung.

Was ist Beta-Carotin (Provitamin A)?

Beta-Carotin ist ein sekundärer Pflanzenstoff aus der Gruppe der Carotinoide. Dank dieser Naturfarbstoffe leuchten viele Lebensmittel in Rot, Gelb und Orange. Im Körper wird ein Teil des Beta-Carotins in Vitamin A umgewandelt, weshalb man es auch als Provitamin A bezeichnet. Dunkelgrüne Blattgemüse enthalten ebenfalls Beta-Carotin, dessen Farbe hier wegen des hohen Chlorophyllgehalts nicht sichtbar ist.

> Provitamin-A-Carotinoide wie Beta-Carotin finden sich ausschließlich in Pflanzen, während Vitamin A nur in Produkten tierischer Herkunft enthalten ist.

Nicht alle Carotinoide sind Vitamin-A-Vorstufen. Sie werden als Nicht-Provitamin-A-Carotinoide bezeichnet, wie zum Beispiel Lycopin, Lutein und Zeaxanthin, die andere wichtige Aktivitäten, unter anderem für die Gesundheit der Augen, übernehmen. Die für uns bedeutendsten Provitamin-A-Carotinoide sind Beta-Carotin, Alpha-Carotin und Beta-Cryptoxanthin.[131]

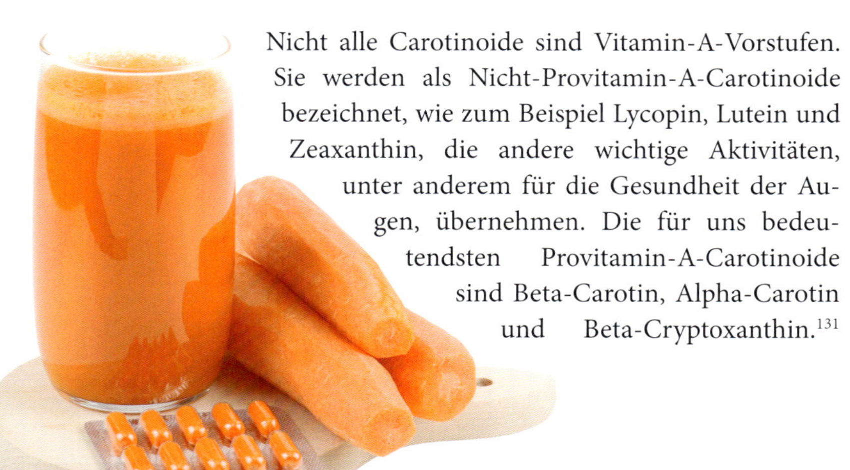

Von allen Carotinoiden kommt Beta-Carotin in der Natur am häufigsten vor.

Beta-Carotin ist viel mehr als ein Vitamin-A-Lieferant. Das Carotinoid hat eine weitere, mindestens ebenso wichtige Eigenschaft: Es ist ein starkes Antioxidans, das die Zellen vor Zerstörung durch freie Radikale schützt und oxidativen Stress verringert, der mit vielen Krankheiten und Symptomen verbunden ist. So ist die Liste seiner Wirkungen eher kurz, aber, wie so oft, liegt in der Kürze die Würze.

Beta-Carotin optimal aufnehmen

Beta-Carotin ist ebenso wie Vitamin A eine fettlösliche Substanz, wird jedoch nicht im Körper gespeichert. Vitamin A dagegen wird über einen längeren Zeitraum gespeichert. Für eine gute Aufnahme im Körper sind eine gesunde Fettverdauung und -verwertung nötig. Lebensmittel mit Provitamin-A-Carotinoiden sollten immer mit etwas Fett wie Butter, Öl oder dem Fettanteil in Fleisch verzehrt werden. Vitamin-A-haltige tierische Lebensmittel enthalten von Natur aus genügend Fett, es sei denn, sie wurden fettreduziert – ein weiterer Grund, warum eine fettarme Diät nicht besonders gesund ist. Gesättigte Fettsäuren sorgen für eine deutlich bessere Aufnahme von Beta-Carotin als mehrfach ungesättigte Fettsäuren (PFS).[132] Ballaststoffe wie Pektine in Äpfeln, Birnen, Heidelbeeren, Aprikosen, Kirschen, Orangen, Zitronen- und Orangenschalen, Kakis, Karotten, Tomaten, Erbsen sowie weiteren Früchten und Gemüsen verringern die Bioverfügbarkeit von Beta-Carotin, da sie schwerlösliche Komplexe mit dem Carotinoid bilden.[133]

Es ist wichtig, zu beachten, dass die Menge an aufgenommenem Beta-Carotin keine Gewähr für eine verstärkte Retinolbildung ist, denn mit steigender Dosis sinkt die Aufnahme von Beta-Carotin.[134] Die Natur hat hier eine Bremse eingebaut, denn wie im Kapitel über Vitamin A beschrieben, kann zu viel Vitamin A im Körper negative Wirkungen haben und sogar die Aktivität von Vitamin D_3 blockieren, statt es wie zuvor zu unterstützen

All-trans-Beta-Carotin wird besser aufgenommen als die Isomer-Form.[135]

Wie viel Beta-Carotin
wird in Vitamin A umgewandelt?

Etwa 60 der bisher rund 700 entdeckten Carotinoide können im Körper in Vitamin A (Retinol) umgewandelt werden. Beta-Carotin hat die höchste Umwandlungsrate, gefolgt von Alpha-Carotin, Beta-Cryptoxanthin und Beta-Apocarotinal. Wie viel Beta-Carotin in Vitamin A (Retinol) umgewandelt wird, variiert von Mensch zu Mensch und hängt unter anderem von der genetischen Anlage sowie der Aufnahme und Verwertung im Darm ab.[136] Die aufgenommene Menge ist ebenfalls wichtig (mehr bringt ab einem bestimmten Punkt nicht mehr), außerdem der Fettgehalt in der Nahrung und weitere Faktoren, die die Aufnahme beeinflussen. Im Schnitt wird die Umwandlungsrate auf 17 Prozent geschätzt.

Die genetische Anlage
beeinflusst die Umwandlungsrate

Nicht alle Menschen können Beta-Carotin gleich gut in Vitamin A umwandeln. Genetische Veränderungen im TTR-Gen und im RBP-Gen (Retinol-bindendes Protein) können zu einem niedrigen Vitamin-A-Spiegel führen. Beide Genarten produzieren Proteine, die Vitamin A von der Leber in die Gewebe transportieren. Sie arbeiten zusammen, um zu verhindern, dass die Nieren Vitamin A herausfiltern. Weitere Genveränderungen können ebenfalls die Umwandlung beeinträchtigen und einen Vitamin-A-Mangel verursachen. In diesen Fällen ist es wichtig, tierische Vitamin-A-Quellen zu verzehren und/oder – gut dosiert – Vitamin-A-Präparate einzunehmen.

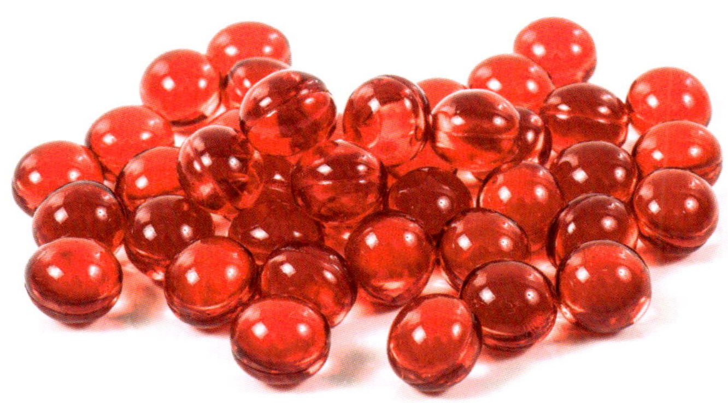

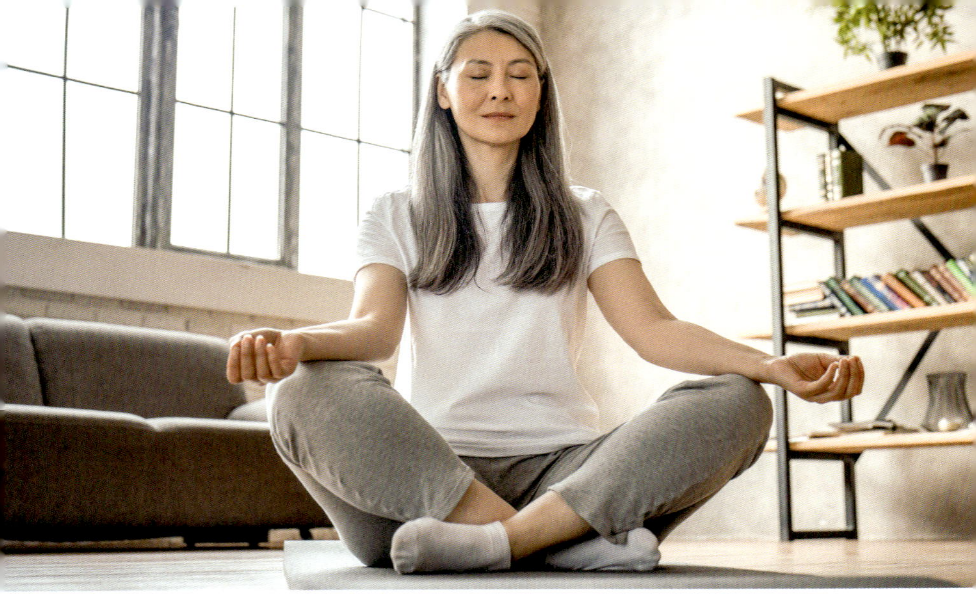

Beta-Carotin

reduziert oxidativen Stress

Oxidativer Stress ist ein ernst zu nehmendes Gesundheitsproblem. Viele Untersuchungen bestätigen, dass eine Reihe Krankheiten mit einer starken Zunahme an freien Radikalen im Körper verbunden ist, die Zellen beschädigen und zerstören. Krebs, Herz-Kreislauf-Erkrankungen, Diabetes, chronische Entzündungen, Infekte und neurodegenerative Erkrankungen werden immer von oxidativem Stress begleitet beziehungsweise ein Überhandnehmen der freien Radikale geht ihnen voraus. Viele Wissenschaftler gehen heute davon aus, dass oxidativer Stress eine der wichtigsten Ursachen für viele Erkrankungen ist.

Beta-Carotin für die Gesundheit

von Herz, Augen und Gehirn sowie gegen Krebs, Entzündungen und Sonnenbrand

Carotinoide sind starke Antioxidantien. In dieser Eigenschaft schützen sie die Zellen und damit unseren Körper von Grund auf. Es ist nachgewiesen, dass verschiedene natürliche Carotinoide eine krebshemmende Wirkung haben. Epidemiologische Untersuchungen, bei denen Menschen oft über lange Zeit unter realen Umweltbedingungen beobachtet werden, haben gezeigt, dass das Krebsrisiko sinkt, je mehr grünes und gelbes Gemüse sowie Obst verzehrt wird. Die Forscher untersuchten daraufhin Beta-Carotin als mögliches krebsvorbeugendes Mittel und fanden heraus, dass auch verschiedene Carotinoide, die zusammen mit Beta-Carotin in Gemüse und Obst vorkommen, eine krebshemmende Wirkung haben. Alpha-Carotin war zum Beispiel äußerst wirksam in der Krebsvorbeugung.[137] Mit carotinoidreichen Lebensmitteln können Sie sowohl das Risko für Herz-Kreislauf-Erkrankungen als auch für Herzinfarkt, Schlaganfall und Arteriosklerose verringern, unter anderem deshalb, weil Beta-Carotin die Oxidation des LDL-Cholesterins bremst, das sich an den Arterienwänden anlagert. Beta-Carotin und andere Carotinoide, wie das in Tomaten enthaltene Lycopin, schützen die Zellen des Gehirns und verringern das Risiko, altersbedingte Makuladegeneration zu entwickeln.[138] Lutein und Zeaxanthin sind die wichtigsten Carotinoide in der Netzhaut und gelten als Lichtschutzmittel, die eine Degeneration der Netzhaut verhindern. Beta-Carotin kann zudem als Sonnenschutzmittel sowie zur intensiveren Bräunung eingenommen werden.

Dosierung von Beta-Carotin

Zu Beta-Carotin gibt es auf den Seiten der Deutschen Gesellschaft für Ernährung (DGE) keine Angaben. Das Bundesinstitut für Risikobewertung *(bfr.bund.de)* schlägt als tägliche Höchstmenge 3,5 Milligramm vor. Die Europäische Behörde für Lebensmittelsicherheit und das U.S. Food and Nutrition Board haben entschieden, dass die vorliegenden Erkenntnisse hinsichtlich der Umwandlungsrate nicht ausreichen, um eine empfohlene Tagesdosis (RDA) für Beta-Carotin und andere Carotinoide festzulegen. Das U.S. National Cancer Institute (NCI) und das U.S. Department of Agriculture (USDA) empfehlen eine Aufnahme von 3 bis 6 Milligramm Beta-Carotin pro Tag.

Für Raucher ist ein vorsichtiger Umgang mit der Einnahme angeraten. Zwei groß angelegte Studien, die ATBS-Studie (The Alpha-Tocopherol, Beta-Carotene Cancer Prevention Trial)[139] mit 29 133 Teilnehmern und die CARET-Studie mit 18 314 Teilnehmern ergaben ein erhöhtes Risiko für Lungenkrebs (Bronchialkarzinom). Bei der ATBS-Studie wurden täglich 20 Milligramm Beta-Carotin über den Zeitraum von 5 bis 8 Jahren eingenommen mit einem um 18 Prozent höheren Risiko, bei der CARET-Studie[140] waren es 30 Milligramm pro Tag über 21 Monate mit einer Risikoerhöhung von 28 Prozent. Zwei weitere große Studien konnten jedoch keinen negativen Einfluss feststellen: Bei der Physicians' Health Study[141] mit 22 071 Teilnehmern, die zum Teil rauchten und zum Teil das Rauchen aufgegeben hatten, zeigte die Einnahme von 50 Milligramm Beta-Carotin alle 2 Tage über einen Zeitraum von 13 Jahren weder ein erhöhtes Risiko an Lungenkrebs noch an anderen Krebsarten zu erkranken. Auch die Heart Protection Study[142] mit 20 536 Teilnehmern und 20 Milligramm Beta-Carotin pro Tag ergab keine negativen Auswirkungen. Vermutet wird, dass der Grund für die unterschiedlichen Ergebnisse in der Menge des im Blut zirkulieren-

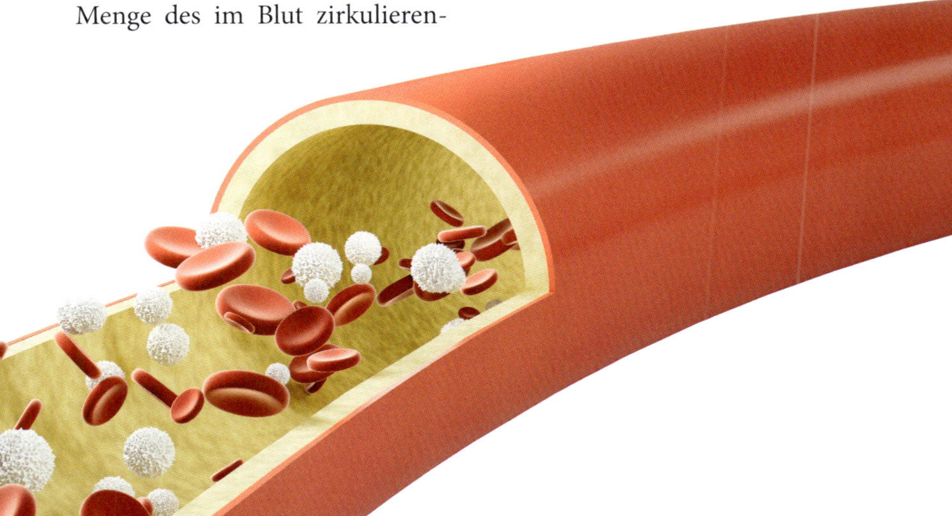

den Beta-Carotins liegen könnte. Ein Plasmaspiegel von mehr als 3 Mikromol pro Liter könnte zu dem Unterschied geführt haben. Der Ernährungsmediziner Prof. Dr. Biesalski geht davon aus, dass die beste Beta-Carotin-Wirkung bei einem Blutplasmaspiegel von 0,5 Mikromol pro Liter oder höher liegt. Das entspricht einer täglichen Aufnahme von 2 bis 5 Milligramm für 0,5 Mikromol.

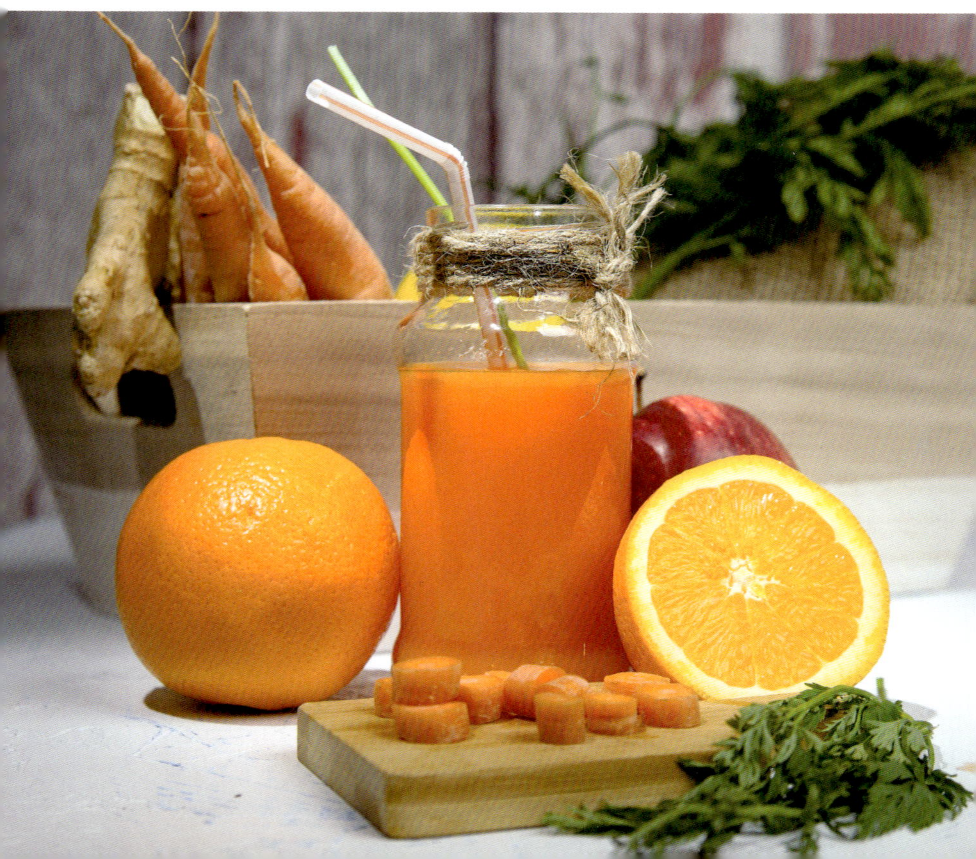

Lebensmittel,
die Beta-Carotin enthalten

Provitamin-A-Quellen sind Obst und Gemüse, vor allem die mit roter, oranger, gelber, aber auch grüner Farbe wie Süßkartoffeln, Karotten, Tomaten, rote Paprika, Kürbisse, Mangold, Brokkoli, Grünkohl, Wirsing, Fenchel, Spinat, Mangold, Feldsalat, Petersilie, Dill, Mango, Papaya, Cantaloupe- und Charentais-Melonen, Mango, Aprikosen, Wassermelone, Grapefruit, Mandarinen und Guave, ebenso der Matcha-Tee. Das Kochen, zum Beispiel von Karotten, erleichtert die Aufnahme.

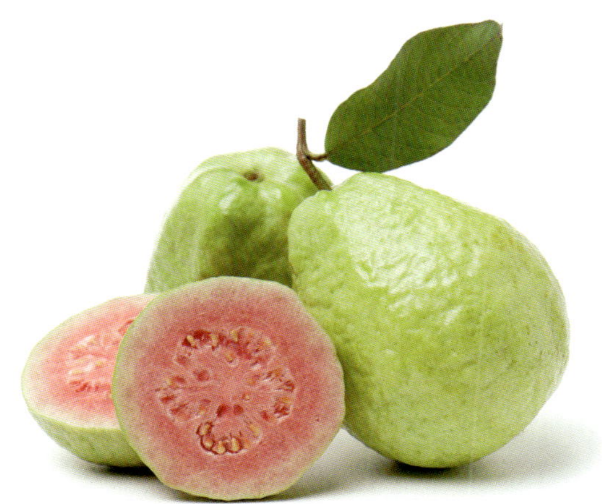

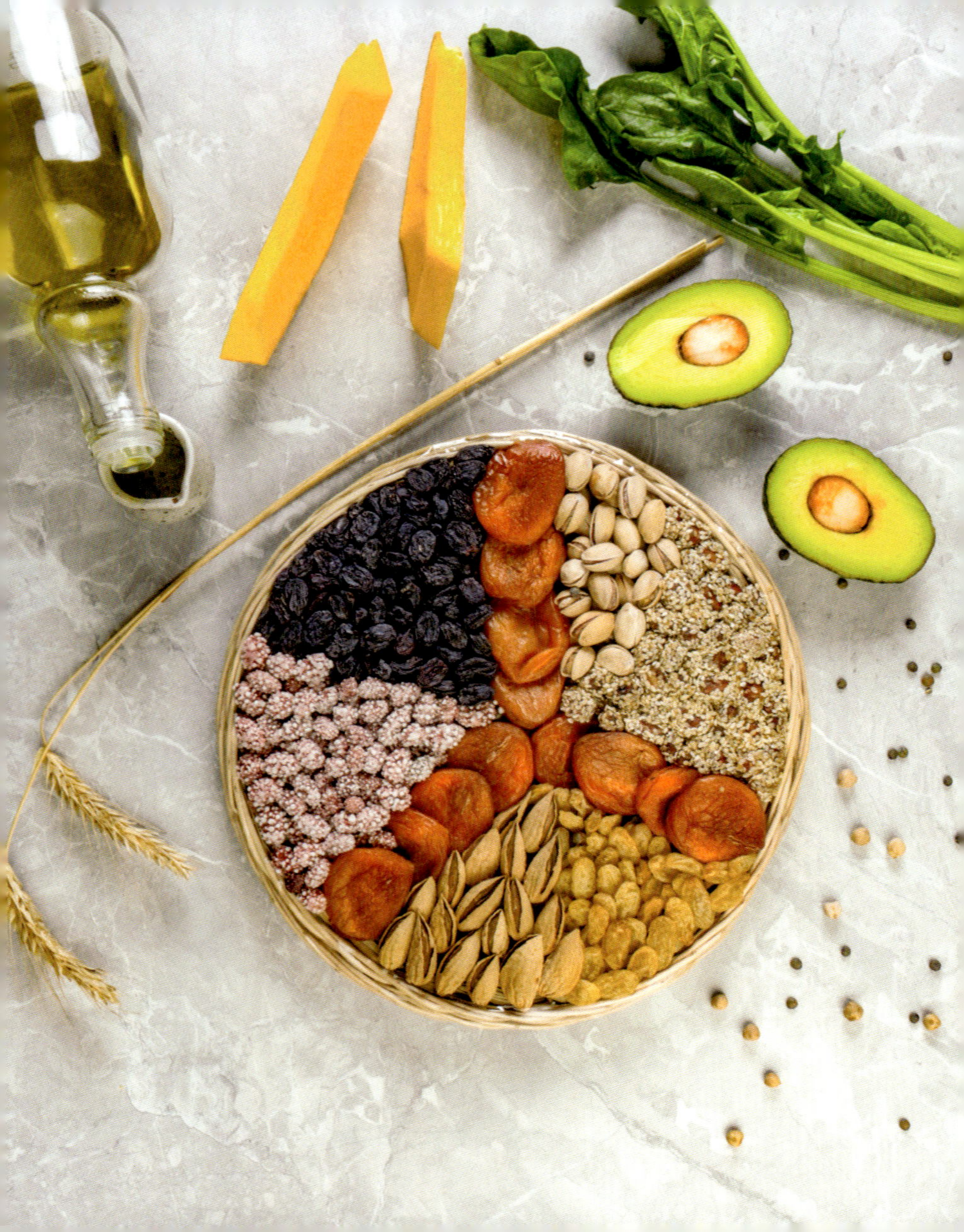

Co-Faktor Nr. 5: Bor

»Wir heilen nicht in der Isolation, sondern in der Gemeinschaft.«

S. Kelley Harrell in *Gift of the Dreamtime*

Bor im Überblick

Bor …

- ist unverzichtbar, denn es reguliert den Stoffwechsel von Vitamin D_3, Calcium, Magnesium und Phosphor.
- aktiviert Vitamin D_3 (Einfluss auf die Knochengesundheit).
- wird für die Aufnahme von Calcium und Magnesium gebraucht.
- erhöht die Knochendichte.
- hält Zähne und Zahnfleisch gesund.
- ist an der Bildung von Sexualhormonen beteiligt (Testosteron, Östrogen).
- hat entzündungshemmende Eigenschaften (ausgleichende Wirkung auf die Immunreaktion; lindert Gelenkschmerzen).
- verringert Arthritis und Arthrose und kann sie heilen.
- hilft bei der Behandlung von Krebs.
- unterstützt den Energiestoffwechsel in den Mitochondrien.
- ist hilfreich für die Wundheilung und die Behandlung von Hauterkrankungen wie Psoriasis und Neurodermitis (z. B. in Form von Borsalbe).

Beeindruckendes Bor

Unter dem Titel »Bor ist alles andere als langweilig« veröffentlichte Lara Pizzorno, Medizinjournalistin und Expertin für Knochenerkrankungen, 2015 einen ausgezeichneten Beitrag über Bor. »Das Spurenelement Bor ist ein Mikronährstoff mit vielfältigen und lebenswichtigen Funktionen im Stoffwechsel, die es für die Gesundheit von Pflanzen, Tieren und Menschen und, wie neuere Forschungen nahelegen, möglicherweise auch für die Evolution des Lebens auf der Erde notwendig machen. Wie der vorliegende Artikel zeigt, ist Bor nachweislich ein wichtiges Spurenelement, weil es (1) für das Wachstum und die Erhaltung der Knochen unentbehrlich ist; (2) die Wundheilung erheblich verbessert; (3) die Verwendung von Östrogen, Testosteron und Vitamin D durch den Körper positiv beeinflusst; (4) die Magnesiumabsorption fördert; (5) die Menge an entzündlichen Biomarkern wie hochsensibles C-reaktives Protein (hs-CRP) und Tumornekrosefaktor-α (TNF-α)

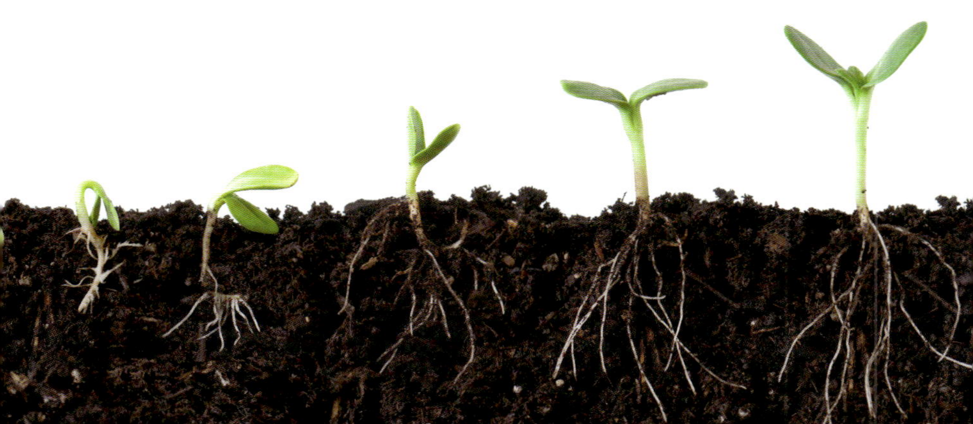

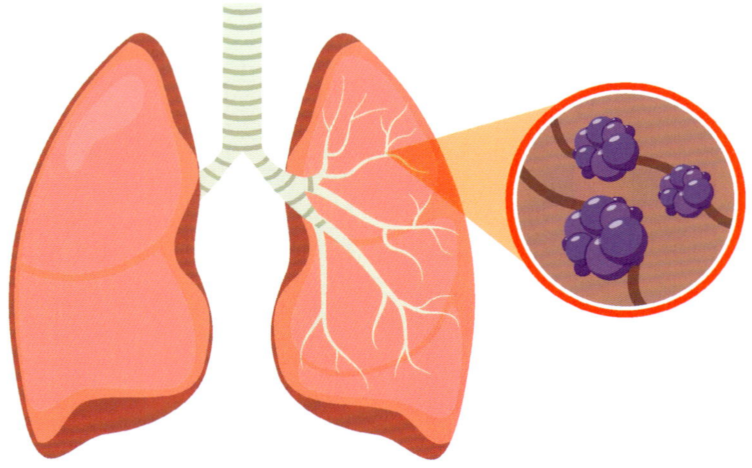

senkt; (6) die Konzentration an antioxidativen Enzymen wie Superoxiddismutase (SOD), Katalase und Glutathionperoxidase erhöht; (7) vor durch Pestizide verursachtem oxidativem Stress und Schwermetalltoxizität schützt; (8) die elektrische Aktivität des Gehirns verbessert, die kognitive Leistung und das Kurzzeitgedächtnis älterer Menschen verbessert; (9) die Bildung und Aktivität wichtiger Biomoleküle wie S-Adenosylmethionin (SAM-e) und Nikotinamid-Adenin-Dinukleotid (NAD[+] beeinflusst); (10) präventive und therapeutische Wirkungen bei einer Reihe von Krebsarten wie Prostata-, Gebärmutterhals- und Lungenkrebs sowie multiplem und Non-Hodgkin-Lymphom gezeigt hat; und (11) dazu beitragen kann, die nachteiligen Wirkungen herkömmlicher Chemotherapeutika abzuschwächen.« Nun – dieser phänomenalen Aufzählung ist kaum etwas hinzuzufügen.

Was aber ist mit Studien zur Dosierung? Dazu schreibt Lara Pizzorno: »In keiner der zahlreichen Studien, die bisher durchgeführt wurden, wurden jedoch die positiven Auswirkungen von Bor bei einer Zufuhr von mehr als 3 mg/dl täglich festgestellt. Für Bor wurde kein geschätzter durchschnittlicher Bedarf (EAR) oder eine Referenzzufuhr (DRI) festgelegt, sondern lediglich eine obere Zufuhrmenge (UL) von 20 mg/dl für Personen im Alter von ≥ 18 Jahren. Das Fehlen von Studien, die eine Schädigung belegen, in Verbindung mit der beträchtlichen Anzahl von Artikeln, die einen Nutzen zeigen, spricht dafür, eine Borsupplementierung von 3 mg/dl für alle Personen in Betracht zu ziehen, die eine obst- und gemüselose Ernährung zu sich nehmen oder bei denen ein Risiko für Osteopenie, Osteoporose, Osteoarthritis (OA) oder Brust-, Prostata- oder Lungenkrebs besteht.«[143]

Man muss gar nicht gemüselos essen, um einen Bormangel zu haben. Wie bei anderen Nährstoffen auch sind ausgelaugte Böden und moderne Düngung ein Grund für borarme Ackerböden. Wir müssen uns also fragen: Woher sollten Gemüse, Obst und Getreide Bor aufnehmen?

Wie ein Pflanzenforscher sich von Arthritis heilte

Als der englische Pflanzenforscher Rex E. Newnham nach Australien gezogen war, stellte er fest, dass er plötzlich Arthritis bekam. Da er sein Augenmerk ohnehin auf Bormangel in Pflanzen gerichtet hatte und wusste, dass er in einer Gegend lebte, in der die Böden arm an Bor waren, kam er auf die Idee, sich Borax zu kaufen, ein Mittel, mit dem Wäsche gebleicht wurde. Borax enthält Bor und ansonsten Natrium – beides natürliche Stoffe. Newnham nahm nun zweimal täglich 30 Milligramm Borax zu sich, und nach einigen Monaten war seine Arthritis verschwunden. Seine weitere Geschichte ist etwas betrüblich, denn Newnham begann höchst erfolgreich Tabletten aus Borax herzustellen und zu vermarkten. Als er sich aber an ein Pharmaunternehmen für eine Zusammenarbeit wandte, meldete dieses ihn bei der Regierung, die sofort den Verkauf von Borax in Australien verbot. Wie bei vielen anderen Naturheilstoffen ist auch Bor für die Pharmaindustrie kein Geschäft, denn es lässt sich nicht patentieren.

Bor hemmt Entzündungen
und heilt verschiedene Formen von Arthrose und Arthritis

Newnham forschte weiter und fand heraus, dass in Gebieten mit einer Boraufnahme unter 1 Milligramm pro Tag 20–70 Prozent der Bevölkerung an Arthrose litten, während es in Gebieten, in denen die Boraufnahme im Bereich von 3 bis 10 Milligramm lag, nur etwa 10 Prozent der Einwohner waren. Newnhams Studie von 1994, in der er nachwies, dass Bor für Knochen und Gelenke essenziell ist, hat bis heute Gültigkeit. Es war nur eine kleine, aber überzeugende Studie: Zwanzig Arthrosepatienten erhielten 6 Milligramm Bor oder ein Placebo über einen Zeitraum von 8 Wochen. Bei 50 Prozent der Testpersonen in der Borgruppe hatten sich die Krankheitssymptome bereits nach dieser relativ kurzen Zeit deutlich verringert, während es in der Placebogruppe nur 10 Prozent waren.[144] Trotzdem gilt Bor auch heute noch als nicht essenzielles Spurenelement – ist das nicht erstaunlich?

Newnhams epidemiologische Studien zeigten außerdem, dass die meisten Arthritispatienten nach 1–3 Monaten Behandlung mit Bor keine Schmerzen und Schwellungen mehr hatten und die

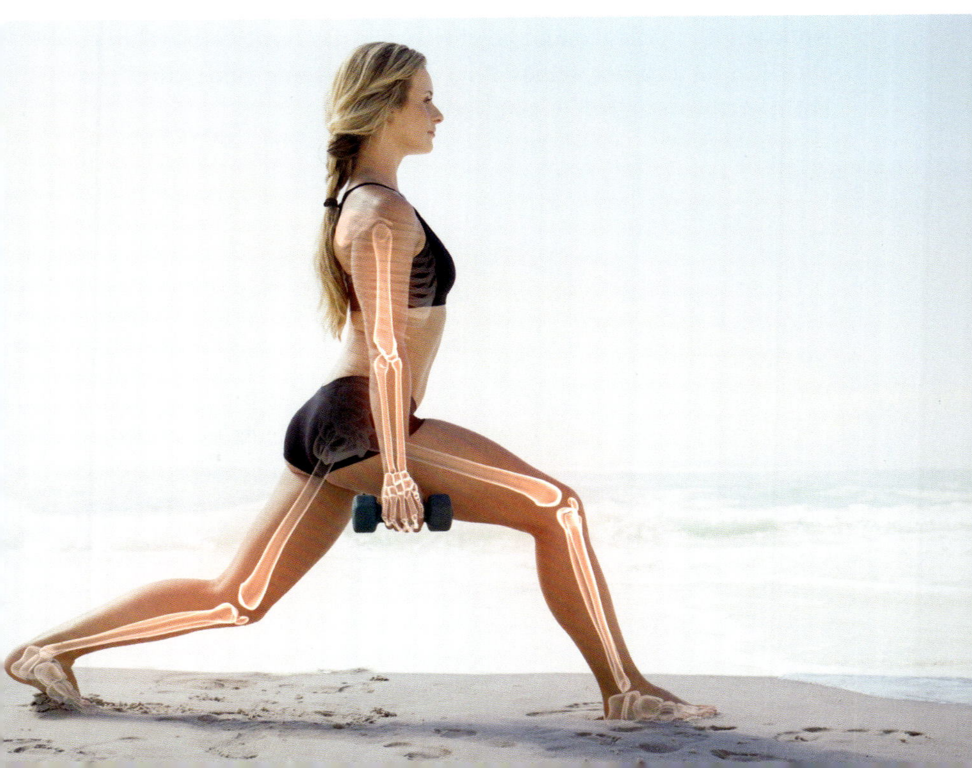

Gelenke wieder beweglich waren. Statt dreimal am Tag eine 3-Milligramm-Tablette Bor zu konsumieren, nahmen die Patienten nun nur noch eine Tablette als Erhaltungsdosis. Bei manchen trat zunächst eine Erstverschlimmerung auf, durch die man aber hindurchmüsse, so Newnham, und er hatte recht.

2012 veröffentlichte das *Nexus*-Magazin einen Artikel von Walter Last, Biochemiker, Ernährungsberater und Forscher an medizinischen Fakultäten mit dem Titel »Die Borax-Verschwörung. Das Aus für Arthrose-Heilung«. Walter Last berichtete darin über die Erfolge von Rex Newnham und die positive Wirkung von Bor auf Knochen und Gelenke und beschrieb, wie das Boraxverbot (Borax enthält 11,3 Prozent reines Bor) eine wirksame und natürliche Form, Arthrose zu behandeln, verhinderte.

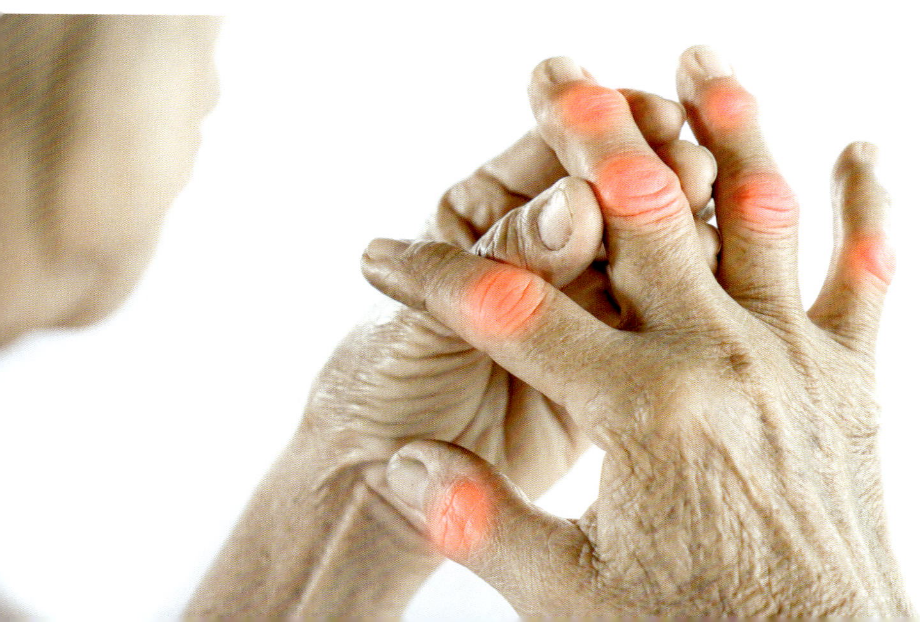

Bor im Knochenstoffwechsel: Osteoporose vorbeugen und heilen

Eigentlich ist seit vielen Jahren bekannt, dass gesunde Knochen Bor brauchen. Im Jahr 1987 führte das US-Landwirtschaftsministerium (USDA) eine Studie durch, bei der Frauen nach der Menopause im Alter zwischen 48 und 82 Jahren zunächst auf eine borarme Diät gesetzt wurden (0,25 mg/Tag für 119 Tage). Danach bekamen sie 3 Milligramm Bor während zwei 28-Tage-Versuchen, die unterschiedlich angelegt waren. In einem Test war die Magnesiumzufuhr niedrig, im anderen war sie ausreichend. Die Borgaben hatten einen durchschlagenden Erfolg: Die tägliche Calciumausscheidung im Urin hatte sich um 44 Prozent reduziert. Dabei schnitten die Frauen, die genügend Magnesium zu sich nahmen, deutlich besser ab als diejenigen mit wenig Magnesium.[145]

Das scheinbar so unscheinbare Bor spielt eine wichtige Rolle bei der Knochenbildung, und ein Mangel wirkt sich nachweislich negativ auf die Knochenentwicklung und -regeneration aus. Das Spurenelement ist am Stoffwechsel der Schwergewichte Vitamin D_3, Calcium, Magnesium und Phosphor beteiligt und beeinflusst die Produktion sowie die Aktivität von Steroidhormonen wie Östrogen und Testosteron. Ein Bormangel bewirkt, dass zu viel Calcium und Magnesium über den Urin ausgeschieden werden, die hauptsächlich aus den Knochen und Zähnen kommen. Damit wird klar, dass fehlendes Bor ein wichtiger Grund für die Entstehung von Osteoporose und Zahnschäden ist.[146,147]

Im Jahr 2010 erschien eine Forschungsarbeit, in der die Auswirkungen von Bor auf die knochenbildenden Zellen (Osteoblasten) untersucht wurde. Dabei wurde festgestellt, dass Bor einen wichtigen Einfluss darauf hat, wie die genetischen Informationen umgesetzt werden, die sowohl für die Gewebemineralisierung zuständig sind als auch für die Wirkung von Schlüsselhormonen wie Östrogen, Testosteron und Vitamin D_3 auf das Knochenwachstum und den Knochenstoffwechsel.[148] Dieser Einfluss auf die Einlagerung von Mineralstoffen in Gewebe ist auch der Grund, weshalb Bor sich günstig auf die Wundheilung auswirkt. Mit zusätzlichem Bor heilen Knochenbrüche etwa doppelt so schnell und können sogar verhindert werden.[149,150]

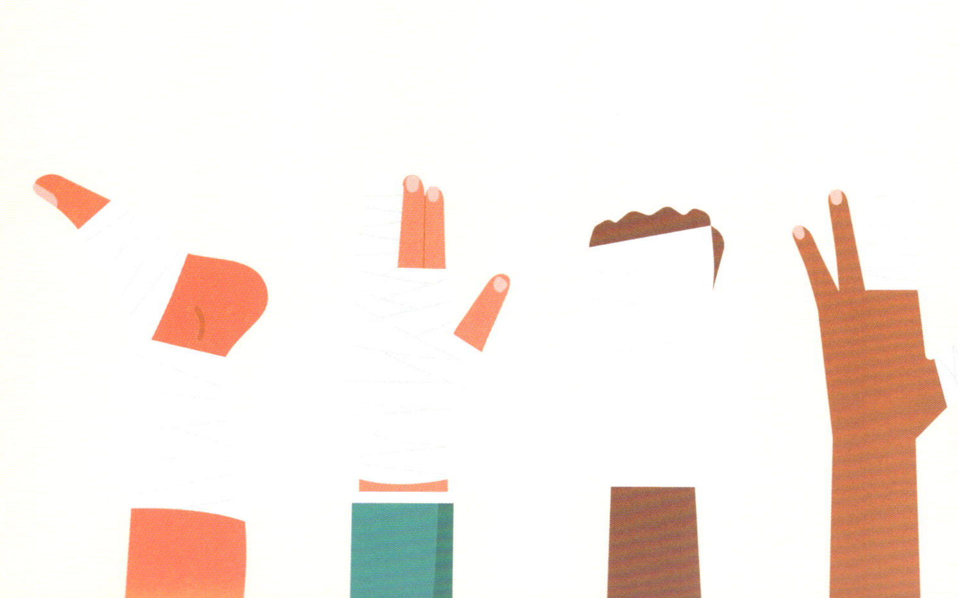

Bor steigert die Magnesiumaufnahme in den Knochen

Gesunde Knochen brauchen Magnesium genauso dringend wie Calcium, und alles, was die Magnesiumaufnahme steigern kann, hat Priorität – nicht nur für die Knochen. Bei Frauen sinkt der Östrogenspiegel während und nach den Wechseljahren, wodurch der Calciumstoffwechsel gestört wird. Bor verringert zum einen die Ausscheidung von Calcium und Magnesium über den Urin und bremst zum anderen den Abbau von Östrogen. Außerdem sorgt Bor für eine gute Magnesiumaufnahme in die Knochen auch nach der Menopause. Bei einem Bormangel kann nicht genügend Magnesium in die Knochen eingelagert werden. Allein die Magnesiummenge in den Knochen zeigt bereits, wie wichtig das Supermineral dort ist: Etwa 60 Prozent des gesamten Magnesiums im Körper befinden sich in den Knochen. Dort arbeitet Magnesium als wichtiger Aktivator von Schlüsselenzymen, die den Calciumstoffwechsel regulieren. Alle Zellen brauchen Magnesium, um die Energieeinheit ATP zu bilden, und bekanntlich geht nichts ohne Energie im Körper. Das gilt auch für die Osteoblasten und Osteoklasten, die Zellen, die Knochen bilden beziehungsweise abbauen. Magnesium hat eine fast schon unüberschaubar große Anzahl an Wirkungen im Organismus, es stabilisiert beispielsweise durch seine positive Ladung die Zellmembranen (das Äußere der Zellen) und ist an der Signalübertragung zwischen den Zellen beteiligt.[151] Bor mineralisiert alle Körpergewebe und diese Eigenschaft kommt auch der Wundheilung zugute.[152]

Hormonregulation:
Bor, Fruchtbarkeit und Sexualleben

Eigentlich ist schon lange bekannt, dass Bor für die Bildung von Östrogen und Testosteron gebraucht wird. Die folgende Studie stammt aus dem Jahr 1987 und wurde bereits auf Seite 157 zitiert: Bei postmenopausalen Frauen, die Bor erhielten, stiegen die Östrogen- und Testosteronspiegel deutlich an. Borgaben können den Östrogen- und Testosteronspiegel nicht nur erhöhen, sondern sogar verdoppeln! Außerdem wurden durch die Zugabe von Bor viel weniger Calcium, Magnesium und Phosphor über den Urin ausgeschieden. Bei Männern wurden in dieser Studie höhere Spiegel von Sexualsteroiden nachgewiesen.[153] Unser Körper kann diese Steroidhormone nur herstellen, wenn Bor die notwendigen chemischen Stoffe (Hydroxygruppen) beisteuert, die er braucht, um DHEA, Östrogen, Testosteron und Vitamin D_3 zu produzieren.[154] Ohne Bor geht es also nicht, und obwohl wir theoretisch genügend Bor über die Nahrung aufnehmen könnten, ist dies aufgrund der landwirtschaftlichen Situation nicht der Fall.

> Die Dichte eines Stoffes wird in Pikogramm pro Milliliter (pg/ml) gemessen. **Ein Tausendstel Nanogramm (ng) ist ein Pikogramm.**

In einer weiteren Studie von 2011 erhielten gesunde Männer 6 Milligramm Bor pro Tag. Nach nur einer Woche war das freie Testosteron (nicht an Proteine gebundenes Testosteron) von

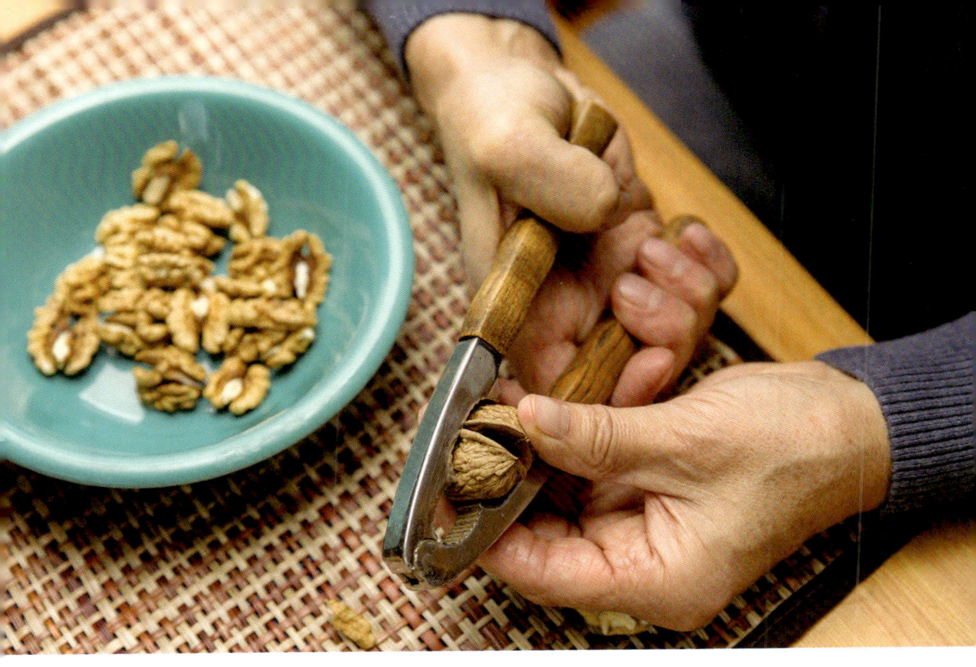

durchschnittlich 11,83 auf 15,18 Pikogramm pro Milliliter gestiegen. Außerdem gingen alle gemessenen Entzündungsmarker ebenfalls deutlich zurück: Interleukin 6 von 1,55 auf 0,87 Pikogramm pro Milliliter, hochempfindliches C-reaktives Protein (hs-CRP) um etwa 50 Prozent (ein bemerkenswerter Rückgang von 1460 auf 795 ng/ml), und der Tumornekrosefaktor-α (TNF-α) um etwa 30 Prozent (von 12,32 auf 9,97 pg/ml). Dagegen stiegen die Werte von DHT (Dihydrotestosteron), Cortisol und Vitamin D_3 leicht an. An diesem Ergebnis ist besonders wichtig, dass das freie Testosteron stieg, denn etwa 98 Prozent des Testosterons sind an Proteine im Blut gebunden und nicht bioverfügbar, weil gebundene Hormone die Kapillaren nicht verlassen können.[155]

Eine Gruppe von Wissenschaftlern untersuchte die Auswirkungen von Bor auf Menstruationsschmerzen, die ohne eine Erkrankung zustande kommen. Viele Frauen leiden darunter und da nachgewiesen ist, dass Bor Entzündungen bremst, sollte festgestellt werden, ob Bor die Schwere und Dauer der Schmerzen bei Studentinnen verändert. Das Ergebnis war positiv, wurde allerdings nicht durch weitere Studien verifiziert.[156]

Bor – ein wichtiger Baustein
für das Gehirn

Es ist erstaunlich, dass es bereits in den 1990er-Jahren aussagekräftige Studien zu Bor gab, die kaum Eingang in die wissenschaftliche und medizinische Gemeinde gefunden haben. So zeigten 1994 und 1998 veröffentlichte Untersuchungen der elektrischen Aktivität des Gehirns sowohl bei Tieren als auch bei Menschen, dass Bormangel zu einem Abfall dieser Aktivität führt. Als Folge sanken die Geschwindigkeit, Geschicklichkeit und Genauigkeit, mit der motorische Handlungen wie die Bewegungen der Hände, der Füße und des Kopfes durchgeführt werden konnten. Die Fähigkeit, unterschiedliche Aufgaben zu koordinieren, ließ nach, ebenso die Aufmerksamkeit und das Kurzzeitgedächtnis. Eine Reihe von Experimenten, die mit gesunden älteren Männern und Frauen durchgeführt wurden, ergab, dass bereits nach 42–73 Tagen, in denen weniger Bor aufgenommen wurde, die Gehirnfunktion und die kognitive Leistung sanken. EEG-Ergebnisse belegten, dass eine geringe Boraufnahme die elektrische Aktivität des Gehirns von den hohen Frequenzen zu niedrigen Frequenzen verschob. Ein ähnlicher Effekt wurde bei genereller Unterernährung und Schwermetallbelastung beobachtet. Wenn die niedrigen Frequenzen im Gehirn dominieren, sinken die geistige Wachsamkeit und die psychomotorische Leistung.[157,158] 2018 berichtete ein Forscherteam: »Bor ist ein essenzieller Mineralstoff, der bei mehreren biologischen Prozessen eine wichtige Rolle spielt. Bor ist für das Wachstum von Pflanzen, Tieren und Menschen erforderlich. Es gibt immer mehr Belege dafür, dass dieser Nährstoff eine Vielzahl an unterschiedlichen Wirkungen zeigt, die von entzündungshemmenden und antioxidativen Effekten bis zur Modulation verschiedener Körpersysteme reichen.« Studien haben

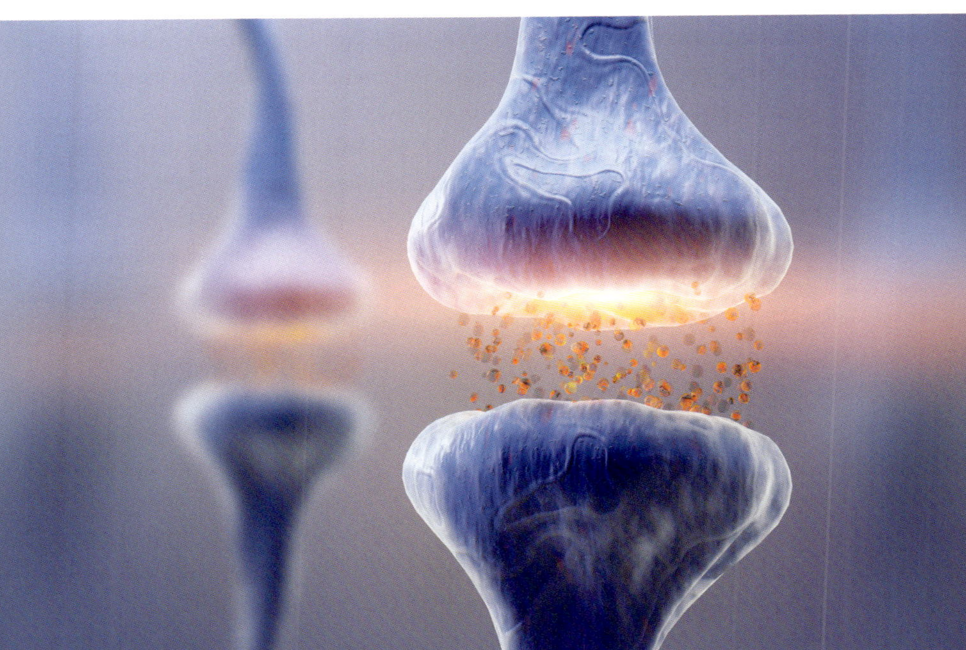

gezeigt, dass sich durch die Gabe von Bor das zentrale Nervensystem verbessert, ebenso die Immunantwort und der Leberstoffwechsel, die Knochendichte und die Wundheilung. In der Behandlung von Krebs wies Bor ebenfalls Erfolge auf. »Es wurde auch berichtet, dass Bor den Stoffwechsel verschiedener Enzyme und Mineralien beeinflusst. Vor dem Hintergrund dieser gesundheitlichen Vorteile gibt ein niedriger oder hoher Borspiegel Anlass zur Sorge.«[159]

Bor – hilfreich
bei Krebserkrankungen

Eine wachsende Zahl an Studien zeigt, dass Bor Krebs bekämpfen kann. In Regionen, in denen der Boden und das Wasser viel Bor enthalten, treten Krebsarten wie Prostatakrebs, Brustkrebs, Lungenkrebs und Hirntumore seltener auf. Selbst Raucher entwickeln seltener Lungenkrebs. Bei bösartigen Krebsformen oder solchen, die nicht operiert werden können, wird deshalb immer häufiger Bor eingesetzt. Borhaltige Verbindungen unterbrechen die Zellteilung der Krebszellen und können den programmierten Zelltod auslösen.[160] Bereits in den 1980er-Jahren fanden Wissenschaftler der Johns Hopkins University heraus, dass Bor die Nebenwirkungen einer Chemotherapie verringert und selektiv nur Krebszellen tötet, gesunde Zellen jedoch nicht angreift.

Besonders erfolgreich war Bor bei der Behandlung von Prostatakrebs, was sich unter anderem im National Health and Nutrition Examination Survey (NHANES) zeigte. Bei dieser Umfrage wurde

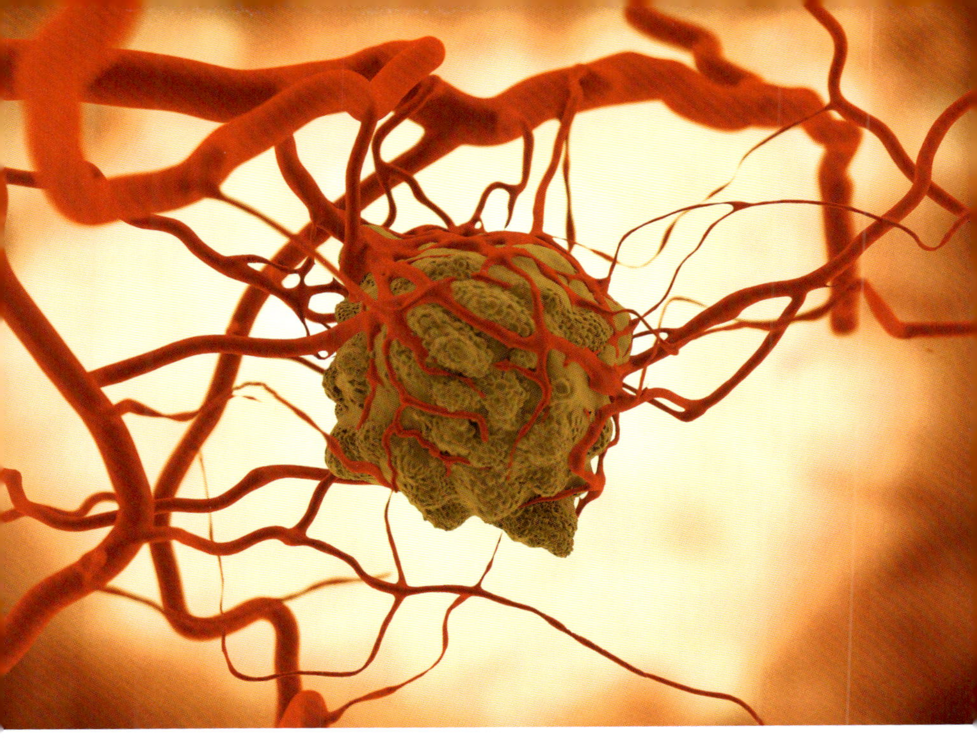

festgestellt, dass die Befragten, die mehr als 1,8 Milligramm Bor mit der Nahrung aufnahmen, ein um 52 Prozent geringeres Risiko hatten, an Prostatakrebs zu erkranken, als diejenigen, die nur 0,9 Milligramm Bor oder weniger zu sich nahmen.[161] Eine weitere epidemiologische Studie bestätigte die Ergebnisse des NHANES. Nun untersuchten Forscher, welche Wirkung Borgaben auf bestehenden Prostatakrebs hatte. In einer Tierstudie verringerte sich die Größe des Prostatatumors um 25–28 Prozent, und der PSA-Wert, der zur Früherkennung eingesetzt wird, sank bei den Tieren, die Bor erhielten, um bis zu 89 Prozent![162]

Seit einer Reihe von Jahren gibt es die Möglichkeit, Krebs mit einer Chemotherapie auf Borbasis zu behandeln. Diese vielversprechende Alternative zu den konventionellen Behandlungen verursacht in der Regel keine Nebenwirkungen wie Haarausfall und Übelkeit oder deutlich weniger. Die Therapie wurde im Vergleich zur Standard-Chemotherapie als wirksamer eingestuft.[163]

Immunsystem im Gleichgewicht:
Bor hemmt Entzündungen

Zytokine sind Botenstoffe, die als Abwehrreaktion des Immunsystems gebildet werden. Sie sorgen dafür, dass bestimmte Abwehrzellen gegen Infektionen aktiviert werden. Diese grundsätzlich gute Eigenschaft löst Entzündungen als Abwehrmaßnahme aus, kann aber entgleisen und tödlich enden, wenn ein Zytokinsturm den Körper wie durch einen Tsunami mit Entzündungen überschüttet. Wichtige Entzündungsmarker, die im Blut gemessen werden können, sind das C-reaktive Protein (CRP) und der Tumornekrosefaktor-α (TNF-α). Wie schon im Abschnitt über Arthritis zu lesen war, kann Bor Entzündungen mit großer Kraft verringern. Bei schweren Erkrankungen steigen die Entzündungsmarker in gefährliche Höhen. Aber auch wenn die Entzündungswerte latent schwelen, sind sie Vorboten von Herz-Kreislauf-Erkrankungen, Herzinfarkt und Schlaganfall.[164,165] Ein erhöhter CRP-Wert wird außerdem mit einem höheren Risiko für Brustkrebs,[166] Arteriosklerose, Insulinresistenz und Typ-II-Diabetes,[167,168] eine nicht alkoholische Fettleber,

Metastasen bildenden Prostatakrebs,[169] Lungenkrebs, Depressionen und mehr in Verbindung gebracht. Frauen, die eine konventionelle Hormonersatztherapie machen, haben ebenfalls erhöhte CRP-Werte, jedoch nicht diejenigen, die eine bioidentische Ersatztherapie anwenden. Es ist nachgewiesen, dass Bor den Wert des hochsensitiven CRP ebenso senkt wie den Tumornekrosefaktor-α (TNF-α).[170]

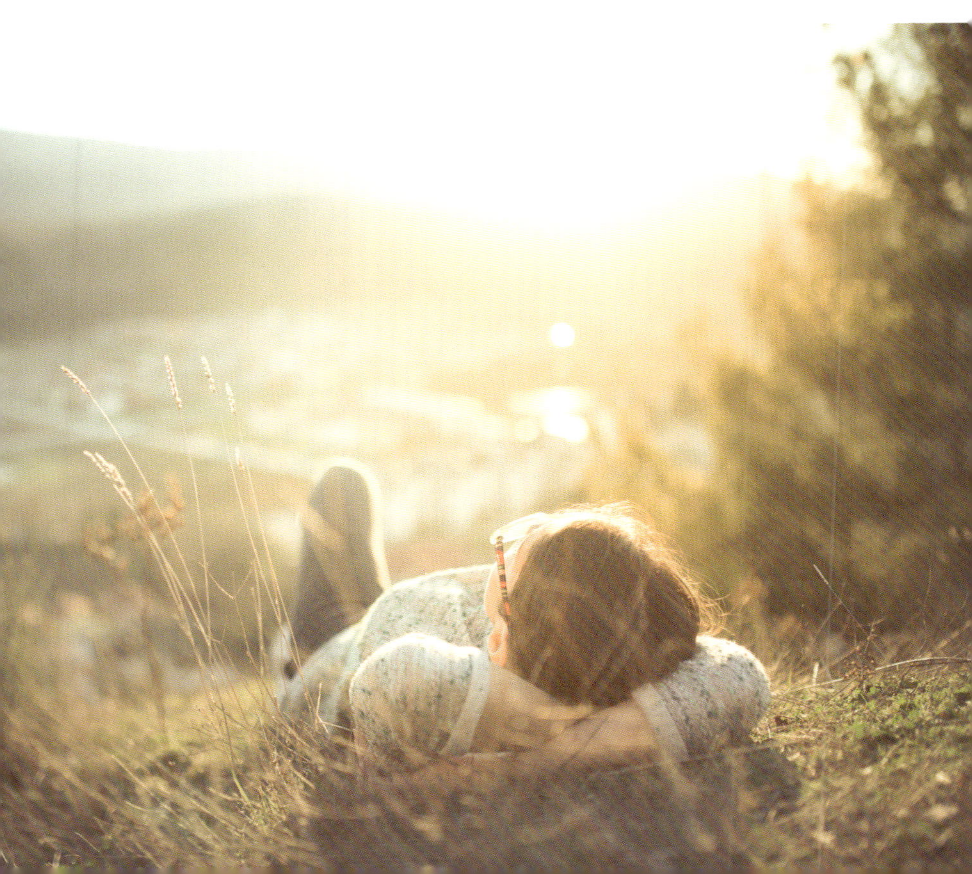

Bor beugt Vitamin-D_3-Mangel vor
und steigert die Aufnahme

Bor ist ein wichtiger Co-Faktor für Vitamin D_3, und schon allein deshalb brauchen wir eine wirklich ausreichende Menge davon. Ein guter Grund, Vitamin D_3 mit Bor zu kombinieren, liegt in Tier-[171] und Humanstudien[172,173], die gezeigt haben, dass Bor die Konzentration von 25(OH) D, dem Vorläufer des aktiven Vitamin D_3, steigert. Ein Beispiel ist eine Untersuchung von Männern und Frauen mittleren Alters, die über einen Zeitraum von 40 Tagen 3 Milligramm Bor in Form von Natriumborat bekamen, nachdem sie zuvor 63 Tage lang eine borarme Diät bekommen hatten. Der Vitamin-D_3-Serumspiegel stieg in dieser Zeit im Schnitt um 39 Prozent an, ein beachtliches Ergebnis. Bor verlängert zudem die Zeit, die Vitamin D_3 und Vitamin E (Tocopherol) brauchen, um durch Stoffwechselprozesse und Ausscheidung auf die Hälfte der im Körper vorhandenen Menge abzusinken, sodass sie länger wirken können.

Mehr über Bor

> Bor hat einen pH-Wert von 9,3 und ist daher ausgesprochen basisch.

Das Spurenelement Bor ist in allen pflanzlichen Lebensmitteln enthalten. In der Natur kommt Bor nur in sauerstoffhaltigen Verbindungen vor, zum Beispiel als Borax, dem Salz des Bors, das früher auch Tinkal genannt wurde. Die chemische Bezeichnung ist Natriumborat beziehungsweise Natriumtetraborat. Auf Nahrungsergänzungsmitteln wird neben Bor auch Boron, die englische Bezeichnung, und Natriumborat angegeben. Mit einem pH-Wert von 9,3 ist Bor ausgesprochen basisch. Entdeckt wurde das Mineral im Jahr 1808 von Sir Humphry Davy. Dank seiner geringen Toxizität ist Bor eines der sichersten Elemente der Erde.

Symptome
eines Bormangels

- Gestörte Knochenheilung durch geringere Knochenzellbildung.
- Muskel- und Wadenkrämpfe.
- Knochen- und Gelenkerkrankungen (Osteoporose, Arthrose, Arthritis).
- Störungen im Hormonhaushalt.

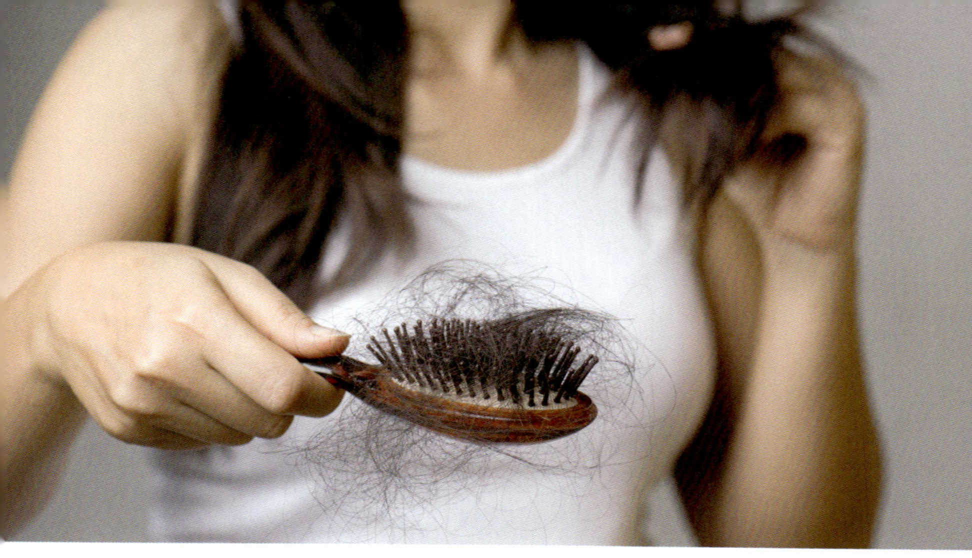

- Gestörte Immunabwehr.
- Haarausfall.
- Unruhe und innere Spannungen.
- Hauterkrankungen, Hautallergien, Ekzeme, Akne.

Lebensmittel, die Bor enthalten

Die in Lebensmitteln angegebenen Mengen schwanken wie bei allen Naturprodukten. Bioprodukte liefern mehr Bor als mit chemischen Düngern und Pflanzenschutzmitteln behandeltes Obst und Gemüse. Bioäpfel enthalten zum Beispiel bis zu 20 Milligramm Bor, nicht biologisch angebaute meist nur etwa 1 Milligramm. Mit 25 Milligramm auf 100 Gramm hat Honig einen hohen Gehalt, ebenso

Quitten mit 16 Milligramm und Löwenzahn mit 8 Milligramm pro 100 Gramm. Lebensmittel mit einem relativ hohen Boranteil sind Avocado, Nüsse (Walnüsse, Cashew, Erdnüsse, Haselnüsse, Mandeln, Paranüsse, Pekannüsse), Rotwein, Pfirsich, Aprikosen (vor allem getrocknet), Trockenpflaumen, Rosinen, Johannisbeeren, Rote Bete, Sellerie, Rettich, Gurke, Kidneybohnen, Linsen und noch weitere. Die Liste erhebt keinen Anspruch auf Vollständigkeit.

Dosierung von Bor

Bis heute ist nicht geklärt, wie viel Bor der Mensch braucht, die Angaben variieren von einer Obergrenze von 10 bis zu 25 Milligramm pro Tag. Das US-amerikanische Landwirtschaftsministerium (USDA) empfiehlt für Kinder zwischen 1–3 Jahren 3 Milligramm am Tag, für 4- bis 8-Jährige 6 Milligramm am Tag, für 9- bis 13-Jährige 17 Milligramm am Tag und für Erwachsene 20 Milligramm am Tag. Die Food and Drug Administration (FDA) erklärt, die Datenlage sei nicht ausreichend, um eine RDA (Recommended Daily Allowance) festzulegen, macht aber Angaben, ab welcher Menge Bor und Kochsalz als giftig eingeschätzt werden. Dabei zeigt sich: Die toxische Dosis von Kochsalz liegt bei 25 Gramm, die von Bor bei 50 Gramm. Man braucht also die doppelte Menge Bor, um die Toxizität von Kochsalz zu erreichen! Die WHO schätzt, dass 1–13 Milligramm pro Tag genügen. Diese Schätzung ist von 1996 und wurde seither nicht aktualisiert. Jeff T. Bowles schreibt in seinem Buch *Hochdosiertes Vitamin D_3 – Wundermittel oder Gift?* über seinen Selbstversuch, nachdem er die völlig unzureichende Boraufnahme in verschiedenen Ländern kommentiert hat: »Ich fühle mich ganz wohl mit der Einnahme von 30 mg zweimal am Tag und werde diese auch weiterhin fortsetzen.«[174] Dieses Zitat ist keine Aufforderung, sich der Dosierung von Bowles anzuschließen, aber es zeigt, dass die Möglichkeiten, Heilerfolge mit Bor zu erzielen, weitgespannt sind.

Die hilfreichen Wirkungen von Bor bei Covid-19

Einige Studien[175] untersuchten die Wirkung von Bor auf die Behandlung von Covid-19-Patienten.[176] Die Ergebnisse sind insgesamt

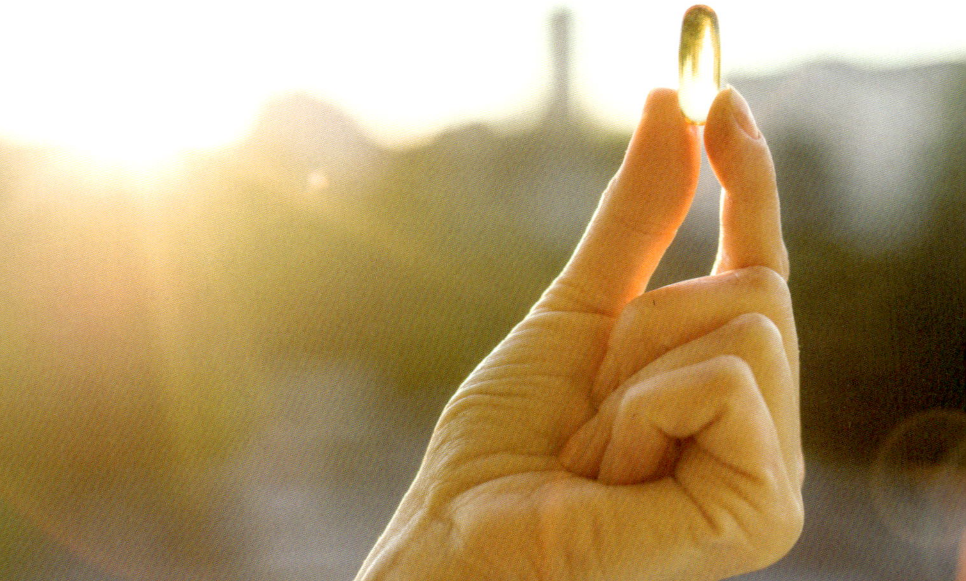

vielversprechend. So kam eine Studie von 2022 zu dem Schluss, dass Gaben von Borcitrat allein oder in Kombination mit Oleoylethanolamid die Sauerstoffsättigung und die Atemfrequenz erheblich verbesserten. In der Borcitrat- und der kombinierten Gruppe stieg die Anzahl der weißen Blutkörperchen und der Lymphozyten stark an, während die Laktatdehydrogenase im Serum, die Blutsenkungsgeschwindigkeit, das hochsensitive C-reaktive Protein (CRP) und Interleukin-1β deutlich abnahmen. Am Ende der Studie hatten sich Covid-19-Symptome wie Husten, Müdigkeit, Kurzatmigkeit und Myalgie im Vergleich zur Placebogruppe stark verbessert.[177] Bereits 2012 hatten Wissenschaftler Bor als eine wertvolle Substanz für die Entwicklung von borbasierten Medikamenten bezeichnet.[178]

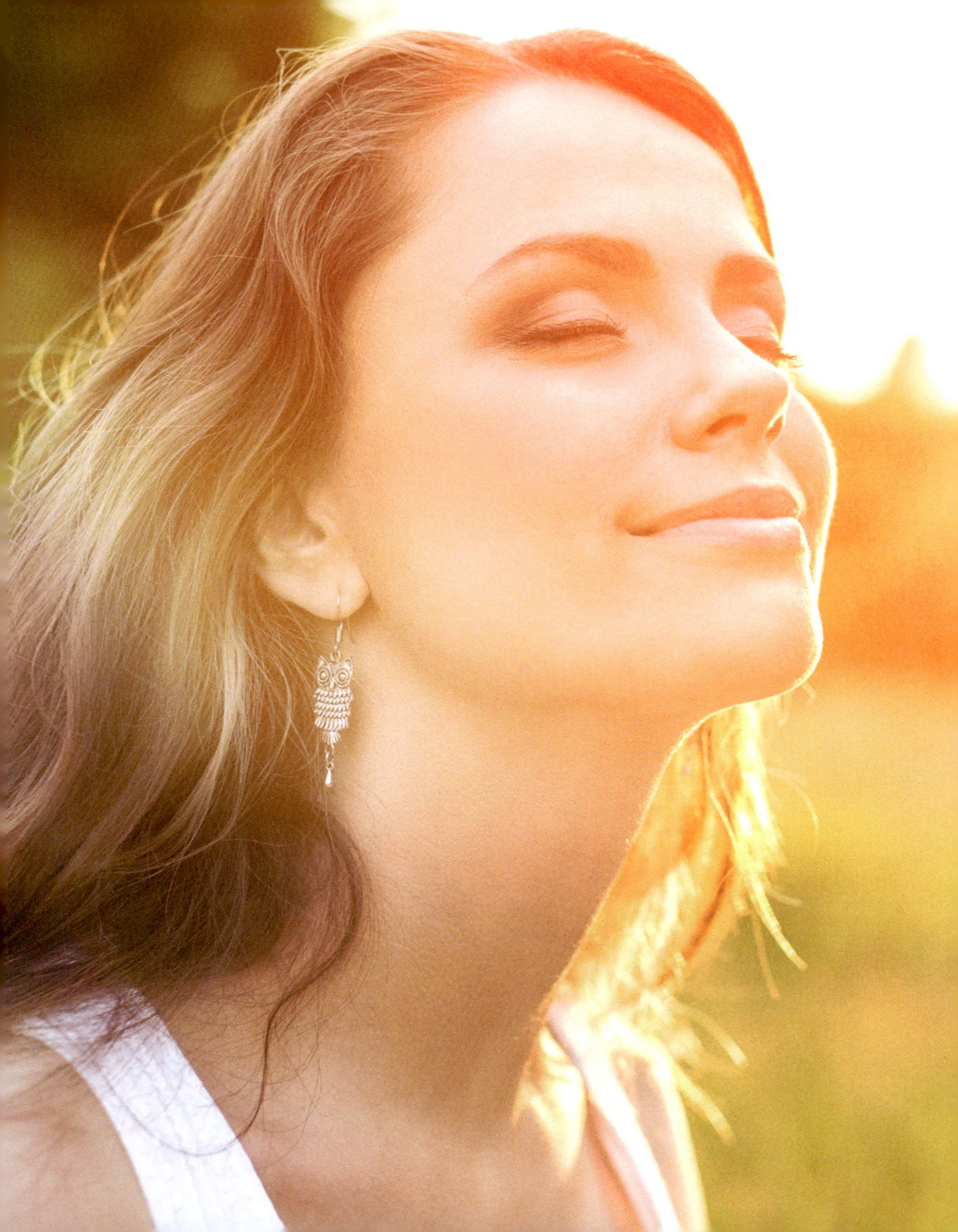

Ausblick

*»Es gibt keine Anhaltspunkte,
aus denen zwingend die Schlussfolgerung
gezogen werden kann, dass die minimal
erforderliche Einnahme eines jeden Vitamins
der optimalen Einnahme nahekommt,
die eine gute Gesundheit unterstützt.«*

Linus Pauling

Wir sind auf dem Weg in eine Medizin, die sich weitaus mehr mit den komplexen Wechselwirkungen und Synergien der verschiedenen Wirkstoffe in unserem Körper befasst und darauf ihre Behandlungskonzepte gründet, als die gängige Schulmedizin – genauer gesagt im Gegensatz zur Schulmedizin. Ein wichtiger Eckpfeiler dieser Medizin ist ein Überdenken und Erweitern der bisherigen Dosierung. Vitamin D_3 und seine Co-Faktoren sind ein Paradebeispiel für die Dosen, die wirklich gebraucht werden, und was mit höheren Dosierungen möglich ist.

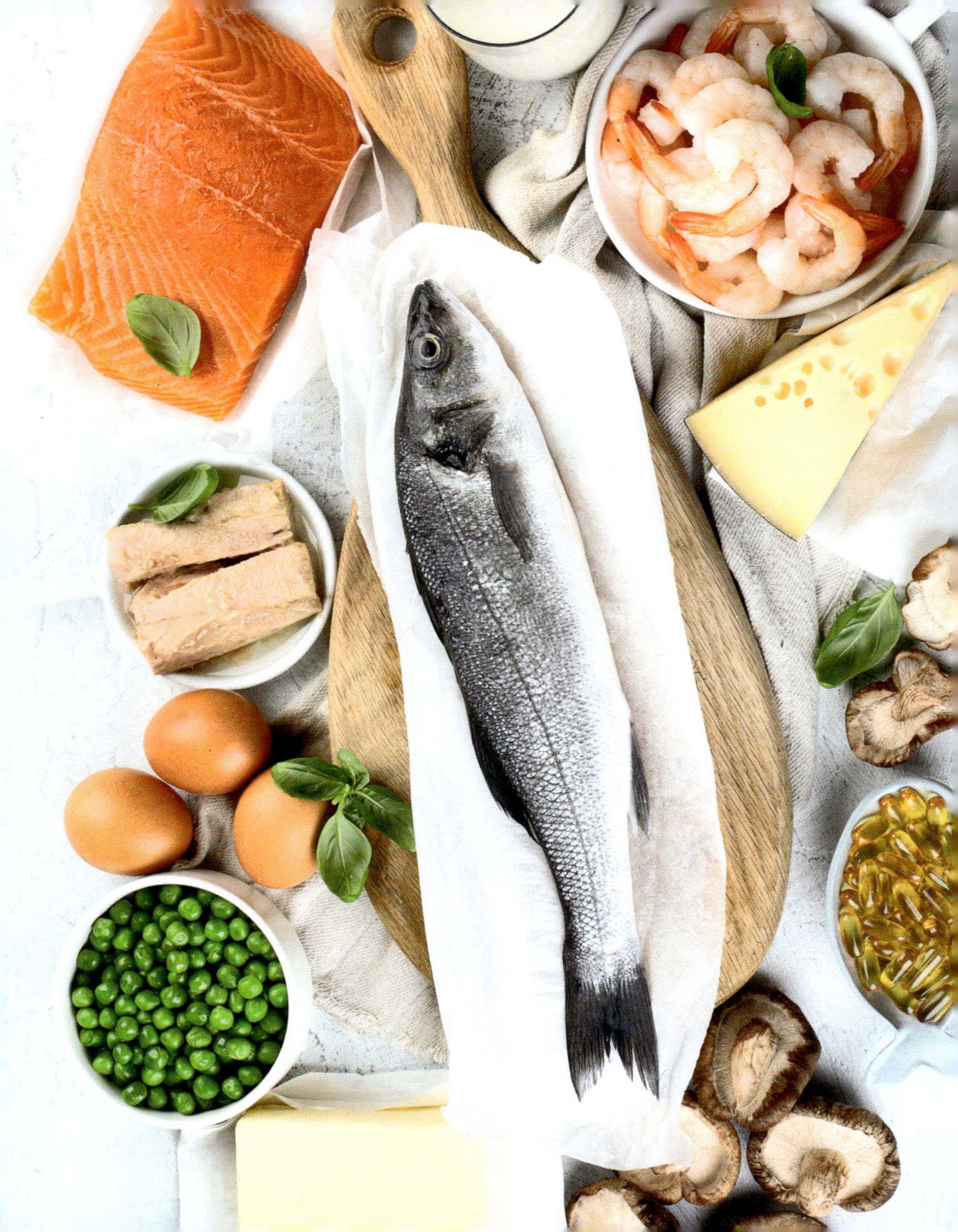

Anhang

Bibliografie

Bowles, Jeff T.: *Hochdosiert – Die wundersamen Auswirkungen extrem hoher Dosen von Vitamin D_3, dem Sonnenscheinhormon.* München 2017.

Bowles, Jeff T.: *Hochdosiertes Vitamin D_3 – Wundermittel oder Gift?* Independently published 2022.

Gröber, Uwe; Holick, Michael F.: *Vitamin D – Die Heilkraft des Sonnenvitamins.* Berlin 2020.

Hamann, Brigitte: *Magnesiumöl – Das Wundermineral einfach & effektiv über die Haut aufnehmen.* Rottenburg 2015.

Rhéaume-Bleue, Kate: *Vitamin K_2 und das Calcium-Paradoxon – Ein kaum bekanntes Vitamin als Lebensretter.* Rottenburg 2016.

Sircus, Dr. Mark: *Transdermale Magnesiumtherapie – Gesund und vital mit Magnesiumöl.* Rottenburg 2018.

Anmerkungen

Alle hier aufgeführten Links waren bei Redaktionsschluss aufrufbar. Sollte dies bei oder nach Drucklegung nicht mehr der Fall sein, kann der entsprechende Link in der Regel beim Internetarchiv *(http://archive.org/web/)* gefunden werden.

1 Houghton L. A., Vieth R.: »The case against ergocalciferol (vitamin D_2) as a vitamin supplement«. *Am J Clin Nutr.,* 2006 Oktober; 84(4): 694–697.

2 Holick M. F., Schnoes H. K., Deluca H. F. et al.: »Isolation and identification of 1,25-dihydroxycholecalciferol. A metabolite of vitamin D active in intestine«. *Biochemistry,* 1971; 10(14): 2799–2804.

3 Joh H.-K., Hwang S., Cho B. et al.: »Effect of sun exposure versus oral vitamin D supplementation on serum 25-hydroxyvitamin D concentrations in young adults: A randomized clinical trial«. *Clin Nutr.,* März 2020; 39(3): 727–736.

4 Batai K., Cui Z., Arora A. et al.: »Genetic loci associated with skin pigmentation in African Americans and their effects on vitamin D deficiency«. *PLOS Genetics,* 18. Februar 2021; 17(2): e1009319.

5 Martin C. A., Gowda U., Renzaho A. M. N.: »The prevalence of vitamin D deficiency among dark-skinned populations according to their stage of migration and region of birth: A meta-analysis Nutrition«. Western Sydney University; Januar 2016; 32(1): 21–32.

6 Bowles J. T.: *Hochdosiertes Vitamin D_3 – Wundermittel oder Gift?* 58–103.

7 Carlberg C.: »Vitamin D: A Micronutrient Regulating Genes«. *Curr Pharm Des.,* 2019; 25(15): 1740–1746.

8 Prof. Dr. Thomas Jenuwein in: Zylka-Menhorn, Vera: »Das Epigenom: Der Dompteur der Gene«. *Dtsch Arztebl.,* 2012; 109(20): A-1027/ B-884/ C-876.

9 Marx R. E., Cillo Jr. J. E., Ulloa J. J.: »Oral Bisphosphonate-Induced Osteonecrosis: Risk Factors, Prediction of Risk Using Serum CTX Testing, Prevention, and Treatment«. *J Oral Maxillofac Surg.,* Dezember 2007; 65(12): 2397–2410.

10 Prasarn M. L., Ahn J., Helfet D. L. et al.: »Bisphosphonate-associated femur fractures have high complication rates with operative fixation«. *Clin Orthop Relat Res,* August 2012; 470(8): 2295–2301.

11 Brett N. R., Lavery P., Agellon S. et al.: »Vitamin D Status and Immune Health Outcomes in a Cross-Sectional Study and a Randomized Trial of Healthy Young Children«. *Nutrients,* 27. Mai 2018; 10(6): 680.
12 Aranow C.: »Vitamin D and the immunesystem«. *J Investig Med.,* August 2011; 59(6): 881–886.
13 Ebd.
14 Cannell J. J., Vieth R., Umhau J. C. et al.: »Epidemic influenza and vitamin D«. *Epidemiol Infect.,* Dezember 2006; 134(6): 1129–1140.
15 Schmiedel V.: »Wie wir das Immunsystem gezielt stärken können«. *Uro-News,* 2021; 25(9): 44–47.
16 Hernández J. L., Nan D., Fernandez-Ayala M. et al.: »Vitamin D Status in Hospitalized Patients with SARS-CoV-2 Infection«. *J Clin Endocrinol Metab.,* 8. März 2021; 106(3): e1343–e1353.
17 Jordan T., Siuka D., Rotovnik N. K. et al.: »COVID-19 and Vitamin D – a Systematic Review«. *Zdr Varst.,* 21. März 2022; 61(2): 124–132.
18 Pham H., Rahman A., Majidi A. et al.: »Acute Respiratory Tract Infection and 25-Hydroxyvitamin D Concentration: A Systematic Review and Meta-Analysis«. *Int J Environ Res Public Health,* 21. August 2019; 16(17): 3020.
19 Mohr S. B., Garland C. F., Gorham E. D.: »Could ultraviolet B irradiance and vitamin D be associated with lower incidence rates of lung cancer?« *J of Epidemiol Community Health,* Januar 2008; 62(1): 69–74.
20 Freedman D. M., Looker A. C., Chang S. C. et al.: »Prospective study of serum vitamin D and cancer mortality in the United States«. *J Natl Cancer Inst.,* 7. November 2007; 99(21): 1594–1602.
21 Kilkkinen A., Knekt P., Heliövaara M. et al.: »Vitamin D status and the risk of lung cancer: a cohort study in Finland«. *Cancer Epidemiol Biomarkers Prev.,* November 2008; 17(11): 3274–3278.
22 Cedric F., Garland F. C., Garland E. D. et al.: »The Role of Vitamin D in Cancer Prevention«. *Am J Public Health,* Februar 2006; 96(2): 252–261.
23 Chandler P. D., Chen W. Y., Ajala O. N. et al.: »Effect of Vitamin D3 Supplements on Development of Advanced Cancer: A Secondary Analysis of the VITAL Randomized Clinical Trial«. *JAMA Netw Open,* 2020; 3(11): e2025850.
24 Bowles J. T.: »The HIGH-DOSE Vitamin D3 CURE for Multiple Sclerosis – Now Sweeping the Planet – Case Studies #14«. *https://jefftbowles.com/multiple-sclerosis-cure-by-high-dose-vitamin-d3/.*
25 This Is MS Multiple Sclerosis Knowledge & Support Community. Multiple Sclerosis Testimonials (Coimbra Protocol). *https://www.thisisms.com/forum/coimbra-high-dose-vitamin-d-protocol-f57/topic27155-105.html.*

26 Veugelers P. J., Ekwaru P.: »A Statistical Error in the Estimation of the Recommended Dietary Allowance for Vitamin D«. *Nutrients,* Oktober 2014; 6(10): 4472–4475.
27 Koul P. A., Ahmad S. H., Ahmad F. et al.: »Vitamin D Toxicity in Adults: A Case Series from an Area with Endemic Hypovitaminosis D«. *Oman Med J.,* Mai 2011; 26(3): 201–204.
28 Rhéaume-Bleue Kate: *Vitamin K_2 und das Calcium Paradoxon.* Rottenburg 2015, 106.
29 Veugelers P. J., Ekwaru P.: »A Statistical Error in the Estimation of the Recommended Dietary Allowance for Vitamin D«. *Nutrients,* Oktober 2014; 6(10): 4472–4475.
30 Heaney R., Garland C., Baggerly C. et al.: »Letter to Veugelers, P. J. and Ekwaru, J. P., A statistical error in the estimation of the recommended dietary allowance for vitamin D. *Nutrients,* 2014; 6, 4472–4475; doi:10.3390/nu6104472«. *Nutrients,* März 2015; 10; 7(3): 1688–1690.
31 Rabenberg M., Mensink G. B. M.: »Vitamin-D-Status in Deutschland«. *Journal of Health Monitoring,* 2016; 1(2).
32 Schmiedel V.: »Wie wir das Immunsystem gezielt stärken können«. *Uro-News,* 2021; 25(9): 44–47.
33 Masterjohn, C.: »Vitamin D toxicity redefined: vitamin K and the molecular mechanism«. *Med Hypotheses,* 2007; 68(5): 1026–1034.
34 Ushiroyama T., Ikeda A., Ueki M.: »Effect of continuous combined therapy with vitamin K(2) and vitamin D(3) on bone mineral density and coagulofibrinolysis function in postmenopausal women«. *Clinical Trial Maturitas,* 25. März 2002; 41(3): 211–221.
35 Braam A. W., Prince M., Beekman A. T. et al.: »Physical health and depressive symptoms in older Europeans«. *Br J Psychiatry,* Juli 2005; 187: 35–42.
36 van Ballegooijen A. J., Pilz S., Tomaschitz A. et al.: »The synergistic interplay between vitamins D and K for bone and cardiovascular health: a narrative review«. *Int J Endocrinol.,* 2017; 2017: 7454376.
37 Mozos I., Stoian D., Luca C. T.: »Crosstalk between vitamins A, B_{12}, D, K, C, and E status and arterial stiffness«. *Dis Markers,* 2017;2017: 8784971.
38 Tsugawa N.: »Cardiovascular diseases and fat soluble vitamins: vitamin D and vitamin K«. *J Nutr Sci Vitaminol.,* 2015; 61: 170–172.
39 Ma M. L., Ma Z. J., Je Y. L.: »Efficacy of vitamin K_2 in the prevention and treatment of postmenopausal osteoporosis: A systematic review and meta-analysis of randomized controlled trials«. *Front Public Health,* 11. August 2022; 10: 979649.

40 Maresz, K.: »Proper Calcium Use: Vitamin K_2 as a Promoter of Bone and Cardiovascular Health«. *Integr Med (Encinitas)*, Februar 2015; 14(1): 34–39.
41 Zoch M. L., Clemens T. L., Riddle R. C.: »New insights into the biology of osteocalcin«. *Bone*, Januar 2016; 82: 42–49.
42 Bjørklund G., Svanberg E., Dada M.: »The Role of Matrix Gla Protein (MGP) in Vascular Calcification«. *Curr Med Chem.*, 2020; 27(10): 1647–1660.
43 Kidd P. M.: »Vitamins D and K as pleiotropic nutrients: clinical importance to the skeletal and cardiovascular systems and preliminary evidence for synergy«. *Altern Med Rev.*, 2010; 15(3): 199–222.
44 Van Ballegooijen A. J., Beulens J. W.: »The Role of Vitamin K Status in Cardiovascular Health: Evidence from Observational and Clinical Studies«. *Curr Nutr Rep.*, 2017; 6(3): 197–205.
45 Iwamoto J.: »Vitamin K_2 therapy for postmenopausal osteoporosis«. *Nutrients*, 16. Mai 2014; 16; 6(5): 1971–1980.
46 Cario-Toumaniantz C., Boularan C., Schurgers L. J. et al.: »Identification of Differentially Expressed Genes in Human Varicose Veins: Involvement of Matrix Gla Protein in Extracellular Matrix Remodeling«. *Vasc Res.*, 2007; 44: 444–459.
47 Price W. A.: *Nutrition and Physical Degeneration.* Price-Pottenger Nutrition Foundation, 8. Ausgabe, 1. Januar 2009.
48 Bronckers A. L., Price P. A., Schrijvers A. et al.: »Studies of osteocalcin function in dentin formation in rodent teeth«. *Eur J Oral Sci.*, Juni 1998; 106(3): 795–807.
49 Li J., Lin J. C., Wang H. et al.: »Novel Role of Vitamin K in Preventing Oxidative Injury to Developing Oligodendrocytes and Neurons«. *J Neurosci.*, 2. Juli 2003, 23(13): 5816–5826.
50 Maresz K.: »Growing Evidence of a Proven Mechanism Shows Vitamin K_2 Can Impact Health Conditions Beyond Bone and Cardiovascular«. *Integr Med, (Encinitas)*, August 2021; 20(4): 34–38.
51 Jadhav N., Ajgaonkar S., Praha S. et al.: »Molecular Pathways and Roles for Vitamin K_{2-7} as a Health-Beneficial Nutraceutical: Challenges and Opportunities«. *Front Pharmacol.*, 2022; 13: 896920.
52 Maresz K.: »Growing Evidence of a Proven Mechanism Shows Vitamin K_2 Can Impact Health Conditions Beyond Bone and Cardiovascular«. *Integr Med (Encinitas)*, August 2021; 20(4): 34–38.
53 Popescu A., German M.: »Vitamin K_2 Holds Promise for Alzheimer's Prevention and Treatment«. *Nutrients*, 27. Juni 2021; 13(7): 2206.

54 Donaldson M. S.: »Vitamin K: the missing link to prostate health«. *Med Hypotheses,* März 2015; 84(3): 219–222.
55 Nimptsch K., Rohrmann S., Kaaks R. et al.: »Dietary vitamin K intake in relation to cancer incidence and mortality: Results from the Heidelberg cohort of the European Prospective Investigation into cancer and nutrition (EPIC-Heidelberg)«. *Am J Clin Nutr.,* 2010; 91: 1348–1358.
56 Zhang Y., Zhang B., Zhang A. et al.: »Synergistic growth inhibition by sorafenib and vitamin K_2 in human hepatocellular carcinoma cells«. *Oncol Lett.,* Juni 2018; 15(6): 8926–8934.
57 Wang K., Wu Q., Li Z. et al.: »Vitamin K intake and breast cancer incidence and death: results from a prospective cohort study«. *Clin Nutr.,* Mai; 40(5): 3370–3378.
58 Xv F., Chen J. Duan L. et al.: »Research progress on the anticancer effects of vitamin K_2«. *Oncol Lett.,* Juni 2018; 15(6): 8926–8934.
59 Li Y., Chen J. P., Duan L. et al.: »Effect of vitamin K_2 on type 2 diabetes mellitus: A review«. *Diabetes Res Clin Pract.,* Februar 2018; 136: 39–51.
60 Ho H. J., Shirakawa H., Hirahara H. et al.: »Menaquinone-4 Amplified Glucose-Stimulated Insulin Secretion in Isolated Mouse Pancreatic Islets and INS-1 Rat Insulinoma Cells«. *Int J Mol Sci.,* April 2019; 20(8): 1995.
61 Ebd.
62 Maresz K.: »Growing Evidence of a Proven Mechanism Shows Vitamin K_2 Can Impact Health Conditions Beyond Bone and Cardiovascular«. *Integr Med (Encinitas),* 2021 Aug; 20(4): 34–38.
63 Ebd.
64 Shea M. K., Kritchevsky S. B., Loeser R. F. et al.: »Vitamin K Status and Mobility Limitation and Disability in Older Adults: The Health, Aging, and Body Composition Study«. *J Gerontology A Biol Sci Med Sci.,* März 2020; 75(4): 792–797.
65 Azuma K., Osuka Y., Kojima N. et al.: »Association of Vitamin K Insufficiency as Evaluated by Serum Undercarboxylated Osteocalcin With Frailty in Community-Dwelling Older Adults«. *Front Aging,* 13. April 2022; 3: 865178.
66 Carpenter, T. O.: »Disturbances of Vitamin D Metabolism and Action during Clinical and Experimental Magnesium Deficiency«. *Magnes Res.,* Dezember 1988; 1(3–4): 131–139.
67 Moyer V. A.: »Vitamin D and Calcium Supplementation to Prevent Fractures in Adults: U. S. Preventive Services Task Force Recommendation«. *Ann Intern Med.,* 26. Februar 2013.

68 McCoy H., Kenney M. A.: »Interactions between Magnesium and Vitamin D: Possible Implications in the Immune System«. *Magnes Res.,* Oktober 1996; 9(3): 185–203.

69 Uwitonze A. M., Razzaque M. S.: »Role of Magnesium in Vitamin D Activation and Function«. *J Am Osteopath Assoc.,* 01. März 2018; 118(3): 181–189.

70 Caspi R., Altman T., Dreher K. et al.: »The MetaCyc database of metabolic pathways and enzymes and the BioCyc collection of pathway/genome databases«. *Nuceleic Acids Res.,* Januar 2012; 40(Database issue): D742–D753.

71 Noronha L. J., Matuschak G. M.: »Magnesium in critical illness: metabolism, assessment, and treatment«. *Intensive Care Medicine,* 2002; 28; 667–679.

72 Nie Z. L., Wang Z. M., Zhou B. et al: »Magnesium intake and incidence of stroke: Meta-analysis of cohort studies«. *Nutr Metab Cardiovasc Dis.,* März 2012; 23(3): 169–176.

73 Moslehi N., Vafa M., Rahimi-Foroushani A. et al: »Effects of oral magnesium supplementation on inflammatory markers in middle-aged overweight women«. *J Res Med Sci.,* Juli 2012; 17(7): 607–614. Dibaba D. T., Xun P., He K.: »Dietary magnesium intake is inversely associated with serum C-reactive protein levels: meta-analysis and systematic review«. *Eur J Clin Nutr.,* April 2014; 68(4): 510–16. Mazur A., Maier J. A. M., Rock E.: »Magnesium and the inflammatory response: Potential physiopathological implications«. *Arch Biochem Biophys.,* 1. Februar 2007; 458(1): 48–56.

74 Larsson S. C., Orsini N., Wolk A.: »Dietary magnesium intake and risk of stroke: a meta-analysis of prospective studies«. *Am J Clin Nutr.,* Februar 2012; 95(2): 362–366.

75 Hruby A., O'Donnell C. J., Jacques P. F.: »Magnesium intake is inversely associated with coronary artery calcification: The Framingham Heart Study«. *JACC Cardiovasc Imaging,* Januar 2014; 7(1): 59–69.

76 Ebd.

77 NIH Fact Sheet Magnesium. *https://ods.od.nih.gov/factsheets/Magnesium-HealthProfessional/#h2.*

78 Lajusticia Bergasa, Ana Maria: *Die erstaunliche Wirkung von Magnesium.* Steyr 1990.

79 *http://mgwater.com/seelig.shtml.*

80 Lim K. H. C., Lynn L., Riddell J. et al.: »Iron and Zinc Nutrition in the Economically-Developed World: A Review«. *Nutrients,* August 2013; 5(8): 3184–3211.

81 Lin P. H., Sermersheim M., Li H. et al.: »Zinc in Wound Healing Modulation«. *Nutrients,* Januar 2018; 10(1): 16.

82 Takeda A., Tamano H.: »The impact of synaptic Zn(2+) dynamics on cognition and its decline«. *Int J Mol Sci.,* 2017; 18(11): 2411.
83 Ruz M., Carrasco F., Rojas P. et al.: »Nutritional effects of zinc on metabolic syndrome and type 2 diabetes: mechanisms and main findings in human studies«. *Biol Trace Elem Res.,* 2019; 188(1):177–188.
84 Liu E., Pimpin L., Shulkin M. et al.: »Effect of Zinc Supplementation on Growth Outcomes in Children under 5 Years of Age«. *Nutrients,* März 2018; 10(3): 377.
85 Linus Pauling Institut Oregon: »Zinc«. *https://lpi.oregonstate.edu/mic/minerals/zinc#reference62*
86 Ashton A. M., Razzaque S.: »Zinc and its role in vitamin D function«. *Curr Res Physiol.,* 30. April 2022; 5: 203–207.
87 Baum M. K., Shor-Posner G., Campa A.: »Zinc status in human immunodeficiency virus infection«. *J Nutr.,* 2000; 130(5S Suppl): 1421S–1423S.
88 Wessels I., Maywald M., Rink L.: »Zinc as a gatekeeper of immune function«. *Nutrients,* 25. November 2017; 9(12): 1286.
89 Prasad A. S.: »Zinc in Human Health: Effect of Zinc on Immune Cells«. *Mol Med.,* Mai–Juni 2008; 14(5–6): 353–357.
90 Maares M., Haase H.: »Zinc and immunity: An essential interrelation«. *Arch Biochem Biophys.,* 2016; 611: 58–65.
91 Vignesh S. K., Deepe G. S., Jr.: »Immunological orchestration of zinc homeostasis: The battle between host mechanisms and pathogen defenses«. *Arch Biochem Biophys.,* 1. Dezember 2016; 611: 66–78.
92 Fischer Walker C., Black R. E.: »Zinc and the risk for infectious disease«. *Annu Rev Nutr.,* 2004; 24: 255–275.
93 Prasad A. S.: »Zinc is an Antioxidant and Anti-Inflammatory Agent: Its Role in Human Health«. *Front Nutr.,* September 2014; 1; 1: 14.
94 Haase H., Rink L.: »The immune system and the impact of zinc during aging«. *Immun Ageing,* 12. Juni 2009; 6: 9.
95 Barnett J. B., Hamer D. H., Meydani S. N.: »Low zinc status: a new risk factor for pneumonia in the elderly?« *Nutr Rev.,* Januar 2010; 68(1): 30–37.
96 Prasad A. S., Beck F. W. J., Bao B. et al.: »Zinc supplementation decreases incidence of infections in the elderly: effect of zinc on generation of cytokines and oxidative stress«. *Am J Clin Nutr.,* März 2007; 85(3): 837–844.
97 Jayawardena R., Ranasinghe P., Galappatthy P et al.: »Effects of zinc supplementation on diabetes mellitus: a systematic review and meta-analysis«. *Diabetol Metab Syndr.,* 19. April 2012; 4(1): 13.

98 Ruz M., Carrasco F., Rojas P. et al.: »Nutritional effects of zinc on metabolic syndrome and type 2 diabetes: mechanisms and main findings in human studies«. *Biol Trace Elem Res.,* 2019; 188(1): 177–188.
99 Ranasinghe P., Pigera S., Galappatthy P. et al.: »Zinc and diabetes mellitus: understanding molecular mechanisms and clinical implications«. *DARU J Pharma Scien.,* 17. September 2015; 23(1): 44.
100 Kheirouri S., Alizadeh M., Maleki V.: »Zinc against advanced glycation end products«. *Clin Exp Pharmacol Physiol.,* Juni 2018.
101 Miao X., Sun W., Miao L.: »Zinc and diabetic retinopathy«. *J Diabetes Res.,* 2013; 2013: 425854.
102 Overbeck S., Rink L. Haase H.: »Modulating the immune response by oral zinc supplementation: a single approach for multiple diseases«. *Arch Immunol Ther Exp.,* Januar–Februar; 56(1): 15–30.
103 Wessels I., Maywald M., Rink L.: »Zinc as a gatekeeper of immune function«. *Nutrients,* November 2017; 9(12): 1286.
104 Ranasinghe P., Wathurapatha W. S., Ishara M. H.: »Effects of zinc supplementation on serum lipids: a systematic review and meta-analysis«. *Nutri Metabolism (Lond),* 4. August 2015; 12: 26.
105 Little P. J., Bhattacharya R., Moreyra A. E. et al.: »Zinc and cardiovascular disease«. *Nutrition,* November–Dezember 2010; 26(11–12): 1050–1057.
106 Bhatt A., Farooq M. U., Enduri S. et al.: »Clinical significance of serum zinc levels in cerebral ischemia«. *Stroke Re Treat.,* 14. Februar 2011; 2010: 245715.
107 Knez M., Glibetic M.: »Zinc as a Biomarker of Cardiovascular Health«. *Front Nutr.,* 30. Juli 2021; 8: 686078.
108 Eby G. A., Halcomb W. W.: »High-dose zinc to terminate angina pectoris: a review and hypothesis for action by ICAM inhibition«. *Med Hypotheses,* 2006; 66(1): 169–172.
109 Lukacik M., Thomas R. L., Aranda J. V.: »A meta-analysis of the effects of oral zinc in the treatment of acute and persistent diarrhea«. *Pediatrics,* Februar 2008; 121(2): 326–336.
110 Skrovanek S., DiGuilio K., Bailey R.: »Zinc and gastrointestinal disease«. *World J Gastrointest Pathophysiol.,* 15. November 2014; 5(4): 496–513.
111 Camilleri M.: »What is the leaky gut? Clinical considerations in humans«. *Curr Opin Clin Nutr Metab Care,* 1. September 2021; 24(5): 473–482.
112 Hoshiko H., Feskens E. J. M., Oosterink E.: »Identification of leaky gut-related markers as indicators of metabolic health in Dutch adults: The Nutrition Questionnaires plus (NQplus) study«. *PLoS One,* 4. Juni 2021; 16(6): e0252936.

113 Ho E.: »Zinc deficiency, DNA damage and cancer risk«. *J Nutr Biochem.*, Oktober 2004; 15(10): 572–578.
114 Gallus S., Foschi R., Negri E. et al.: »Dietary zinc and prostate cancer risk: a case-control study from Italy«. *Eur Urol.*, Oktober 2007; 52(4): 1052–1056.
115 Eby G. A.: »Zinc treatment prevents dysmenorrhea«. *Med Hypotheses*, 2007; 69(2): 297–301.
116 Siahbazi S., Behboudi-Gandevani S., Moghaddam-Babaem L. et al.: »Effect of zinc sulfate supplementation on premenstrual syndrome and health-related quality of life: clinical randomized controlled trial«. *J Obstet Gynaecol Res.*, Mai 2017; 43(5): 887–894.
117 Vela G., Stark P., Socha M. et al.: »Zinc in gut-brain interaction in autism and neurological disorders«. *Neural Plast.*, 2015; 2015: 972791.
118 Fallah A., Mohammad-Hasani A., Colagar A. H.: »Zinc is an Essential Element for Male Fertility: A Review of Zn Roles in Men's Health, Germination, Sperm Quality, and Fertilization«. *J Reprod Infertil.*, April–Juni 2018; 19(2): 69–81.
119 Harvard T. H. Chan, School of Public Health. The Nutrition Source, *https://www.hsph.harvard.edu/nutritionsource/zinc/*.
120 Steinhoff J. S., Lass A., Schupp M.: »Biological Functions of RBP4 and Its Relevance for Human Diseases«. *Front Physiol.*, 11. März 2021; 12: 659977.
121 Kadri A., Sjahrir H., Juwita Sembiring R. et al.: »Combination of vitamin A and D supplementation for ischemic stroke: effects on interleukin-1ß and clinical outcome«. *Med Glas (Zenica)*, 1. August 2020; 17(2): 425–432.
122 Saari J. C.: »Vitamin A and Vision«. *Subcell Biochem.*, 2016; 81: 231–259.
123 Alanazi S. A., El-Hiti G. A., Al-Baloud A. A. et al.: »Effects of short-term oral vitamin A supplementation on the ocular tear film in patients with dry eye«. *Clin Ophthalmol.*, 10. April 2019; 13: 599–604.
124 Age-Related Eye Disease Study Research Group: »A randomized, placebo-controlled, clinical trial of high-dose supplementation with vitamins C and E, beta carotene, and zinc for age-related macular degeneration and vision loss: AREDS report no. 8«. *Clinical Trial, Arch Ophthalmol.*, Oktober 2001; 119(10): 1417–1436.
125 Evans J.R., Lawrenson J.G.: »Antioxidant vitamin and mineral supplements for slowing the progression of age-related macular degeneration«. *Cochrane Database Syst Rev.*, 14. November 2014; 11: CD000254.
126 Thirunavukarasu A. J., Ross A. C., Gilbert R. M.: »Vitamin A, systemic T-cells, and the eye: Focus on degenerative retinal disease«. *Front Nutr.*, 18. Juli 2022; 9: 914457.

127 Kate Rhéaume-Bleue: *Vitamin K2 und das Calcium-Paradoxon – Ein kaum bekanntes Vitamin als Lebensretter.* Rottenburg 2016. 182–183.
128 Huang Z., Liu Y., Qi G. et al.: »Role of Vitamin A in the Immune System«. *J Clin Med.,* 6. September 2018; 7(9): 258.
129 René Gräber: »Vitamintabelle«, *Die Natur heilt, https://www.naturheilt.com/vitamintabelle/.*
130 René Gräber: »Grenzwerte für Vitamine – Deutschland macht sich lächerlich«. *Vitalstoffmedizin, https://www.vitalstoffmedizin.com/grenzwerte-vitamine/.*
131 Blaner W. S.: »Vitamin A and Provitamin A Carotenoids«. In: Marriott B..P, Birt D. F., Stallings V. A. et al. (Hg.): *Present Knowledge in Nutrition,* 11. Ausgabe, Cambridge, MA, 2020: 73–91.
132 Elmadfa I, Leitzmann C: *Ernährung des Menschen.* 4. Auflage, Stuttgart 2004.
133 Rock C. L., Swendseid M. E.: »Plasma beta-carotene response in humans after meals supplemented with dietary pectin«. *Am J Clin Nutr.,* Januar 1992; 55(1): 96–99.
134 Castenmiller J. J. M., West C. E.: »Bioavailability and bioconversion of carotenoids«. *Annu Rev Nutr.,* 1998; 18: 19–38.
135 Stahl W., Schwarz W., von Laar J. et al.: »All-trans beta-carotene preferentially accumulates in human chylomicrons and very low density lipoproteins compared with the 9-cis geometrical isomer«. *J Nutr.,* August 1995; 125(8): 2128–2133.
136 During A., Harrison E. H.: »Intestinal absorption and metabolism of carotenoids: insights from cell culture. *Arch Biochem Biophys.,* 1. Oktober 2004; 430(1): 77–88.
137 Nishino H., Tokuda H., Murakoshi M. et al.: »Cancer prevention by natural carotenoids«. *Biofactors,* 2000; 13(1–4): 89–94.
138 van Leeuwen R., Boekhoorn S., Vingerling J. R. et al.: »Dietary Intake of Antioxidants and Risk of Age-Related Macular Degeneration«. *JAMA,* 28. Dezember 2005; 294(24): 3101–3107.
139 Alpha-Tocopherol, Beta Carotene Cancer Prevention Study Group: »The effect of vitamine E and beta carotene on the incidence of lung cancer and other cancers in male smokers«. *N Engl J Med.,* 14. April 1994; 330(15): 1029–1035.
140 Omenn G. S., Goodman G. E., Thornquist M. D. et al.: »Risk factors for lung cancer and for intervention effects in CARET, the Beta-Carotene and Retinol Efficacy Trial«. *J Nat Cancer Inst.,* 6. November 1996; 88(21): 1550–1559.

141 Hennekens C. H., Buring J. E., Manson J. E. et al.: »Lack of effect of long-term supplementation with beta carotene on the incidence of malignant neoplasms and cardiovascular disease. *N Engl J Med.,* 2. Mai 1996; 334: 1145–1149.
142 Heart Protection Study Collaborative Group: »MRC/BHF heart protection study of antioxidant vitamin supplementation in 20,536 high-risk individuals: a randomised placebo-controlled trial«. *Lancet,* 6. Juli 2002; 360(9326): 23–33.
143 Pizzorno L.: »Nothing Boring About Boron«. *Integr Med., (Encinitas),* August 2015; 14(4): 35–48.
144 Newnham R. E.: »Essentiality of boron for healthy bones and joints«. *Environ Health Perspect,* November 1994; 102(Suppl 7): 83–85.
145 Nielsen F. H., Hunt C. D., Mullen L. M.: »Effect of dietary boron on mineral, estrogen, and testosterone metabolism in postmenopausal women«. *FASEB J.,* November 1987; 1(5): 394–397.
146 Rondanelli M., Faliva M. A., Peroni G. et al.: »Pivotal role of boron supplementation on bone health: A narrative review«. *J Trace Elem Med Biol.,* Dezember 2020; 62: 126577.
147 Beattie J. H., Peace H. S.: »The influence of a low-boron diet and boron supplementation on bone, major mineral and sex steroid metabolism in postmenopausal women«. *Br J Nutr.,* Mai 1993; 69(3): 871–884.
148 Hakki S. S., Bozkurt B. S., Hakki E. E.: »Boron regulates mineralized tissue-associated proteins in osteoblasts (MC3T3-E1)«. *J Trace Elem Med Biol.,* Oktober 2010; 24(4): 243–250.
149 Gallardo-Williams M. T., Maronpot R. R., Turner C. H. et al.: »Effects of boric acid supplementation on bone histomorphometry, metabolism, and biomechanical properties in aged female F-344 rats«. *Biol Trace Elem Res.,* Sommer 2003; 93(1–3): 155–170.
150 Nzietchueng R. M., Dousset B., Franck P. et al.: »Mechanisms implicated in the effects of boron on wound healing«. *J Trace Elem Med Biol.,* 2002; 16(4): 239–244.
151 Stubbs J. R., Zhang S., Friedman P. A. et al.: »Decreased conversion of 25-hydroxyvitamin D3 to 24,25-dihydroxyvitamin D3 following cholecalciferol therapy in patients with CKD«. *Clin J Am Soc Nephrol.,* 7. November 2014; 9(11): 1965–1973.
152 Benderdour M., Van Bui T., Hess K.: »Effects of boron derivatives on extracellular matrix formation«. *J Trace Elem Med Biol.,* Oktober 2000; 14(3): 168–173.

153 Nielsen F. H., Hunt C. D., Mullen L. M. et al.: »Effect of dietary boron on mineral, estrogen, and testosterone metabolism in postmenopausal women«. *FASEB J.,* November 1987; 1(5): 394–397.
154 Naghii M. R., Mofid M., Asgari A. R. et al.: »Comparative effects of daily and weekly boron supplementation on plasma steroid hormones and proinflammatory cytokines«. *J Trace Elem Med Biol.,* Januar 2011; 25(1): 54–58.
155 Chueh K.-S., Huang S.-P., Lee Y.-C. et al.: »The comparison of the aging male symptoms (AMS) scale and androgen deficiency in the aging male (ADAM) questionnaire to detect androgen deficiency in middle-aged men«. *J Androl.,* September–Oktober 2012; 33(5): 817–823.
156 Nikkhah S., Dolatian M., Naghii M. R. et al.: »Effects of boron supplementation on the severity and duration of pain in primary dysmenorrhea«. *Complement Ther Clin Pract.,* Mai 2015; 21(2): 79–83.
157 Penland J. P.: »Dietary boron, brain function, and cognitive performance«. *Environ Health Perspect,* November 1994; 102 Suppl 7(Suppl 7): 65–72.
158 Penland J. G.: »The importance of boron nutrition for brain and psychological function«. *Biol Trace Elem Res.,* Winter 1998; 66(1–3): 299–317.
159 Khalig H., Juming Z., Ke-Mei P.: »The Physiological Role of Boron on Health«. *Biol Trace Elem Res.,* November 2018; 186(1): 31–51.
160 Scorei R. I., Popa R. Jr.,: »Boron-containing compounds as preventive and chemotherapeutic agents for cancer«. *Anticancer Agents Med Chem.,* Mai 2010; 10(4): 346–351.
161 Cui Y., Winton M. I., Zhang Z. F. et al.: »Dietary boron intake and prostate cancer risk«. *Oncol Rep.,* April 2004; 11(4): 887–892.
162 Gallardo-Williams M. T., Chapin R. E., King P. E. et al.: »Boron supplementation inhibits the growth and local expression of IGF-1 in human prostate adenocarcinoma (LNCaP) tumors in nude mice«. *Toxicol Pathol.,* Januar–Februar 2004; 32(1): 73–78.
163 Yinghuai Z., Hosmane N. S.: »Applications and perspectives of boron-enriched nanocomposites in cancer therapy«. *Future Medicinal Chemistry,* April 2013; 5(6): 705–714.
164 Emerging Risk Factors Collaboration, Kaptoge S., Di Angelantonio E., Lowe G. et al.: »C-reactive protein concentration and risk of coronary heart disease, stroke, and mortality: an individual participant meta-analysis«. *Lancet,* 9. Januar 2010; 375(9709): 132–140.
165 Arkhipova S. V., Zorin N. A., Iankin M. Iu et al.: »Cytokine and acute phase inflammation reactant levels in men with myocardial infarction« [Artikel ist auf Russisch]. *Klin Med (Mosk),* 2009; 87(12): 20–23.

166 Wang G., Li N., Chang S. et al.: »A prospective follow-up study of the relationship between C-reactive protein and human cancer risk in the Chinese Kailuan female cohort«. *Cancer Epidemiol Biomarkers Prev.,* Februar 2015; 24(2): 459–465.
167 Kaur R., Matharoo K., Sharma R. et al.: »C-reactive protein + 1059 G>C polymorphism in type 2 diabetes and coronary artery disease patients«. *Meta Gene,* 21. November 2013; 1: 82–92.
168 Svensson E., Mor A., Rungby J. et al.: »Lifestyle and clinical factors associated with elevated C-reactive protein among newly diagnosed type 2 diabetes mellitus patients: a cross-sectional study from the nationwide DD2 cohort«. *BMC Endocr Disord.,* 28. August 2014; 14: 74.
169 Rocha P., Morgan C. J., Templeton A. J. et al.: »Prognostic impact of C-reactive protein in metastatic prostate cancer: a systematic review and meta-analysis«. *Oncol Res Treat.,* 2014; 37(12): 772–776.
170 Naghii M. R., Mofid M., Asgari A. R. et al.: »Comparative effects of daily and weekly boron supplementation on plasma steroid hormones and proinflammatory cytokines«. *J Trace Elem Med Biol.,* 2011; 25(1): 54–58.
171 Dupre J. N., Keenan M. J., Hegsted M. et al.: »Effects of dietary boron in rats fed a vitamin D-deficient diet«. *Environ Health Perspect,* November 1994; 102 Suppl 7(Suppl 7): 55–58.
172 Nielsen F. H., Mullen L. M., Gallagher S. K.: »Effect of boron depletion and repletion on blood indicators of calcium status in humans fed a magnesium-low diet«. *J Trace Elem Exp Med.,* 1990; 3: 45–54.
173 Miljkovic D., Scorei R. I., Cimpoiaşu V. M. et al.: »Calcium fructoborate: plant-based dietary boron for human nutrition«. *J Diet Suppl.,* 2009; 6(3): 211–226.
174 Bowles J. T.: *Hochdosiertes Vitamin D3 – Wundermittel oder Gift?* 199.
175 Orak F., Gundes A., Yalcinkaya K. T. et al.: »Could boron be used as coronavirus inactivation agent?«. *Bratisl Lek Listy,* 2020; 121(9): 686.
176 Ataseven H., Sayin K., Tüzün B. et al.: »Could boron compounds be effective against SARS-CoV-2?«. *Bratisl Lek Listy,* 2021; 122(10): 753–758.
177 Akbari N., Ostadrahimi A., Tutunchi H. et al.: »Possible therapeutic effects of boron citrate and oleoylethanolamide supplementation in patients with COVID-19: A pilot randomized, double-blind, clinical trial«. *J Trace Elem Med Biol.,* 12. Februar 2022; 71: 126945.
178 Ciani L., Ristori S.: »Boron as a platform for new drug design«. *Expert Opin Drug Discov.,* November 2012; 7(11): 1017–1027.

Bildnachweis

Adobe Stock: Aleksandra Gigowska (Cover), Aleksandra Gigowska (5), puh-hha (6), Papcut design (12), Michael (14), Sonulkaster (16), Ansty art (17), otawa (18), ivector (20), Peter Hermes Furian (21,25), designua (22), Soloviova Liudmyla (24), Str.nk (26), Rido (28), nexusby (29), ina9 (31), reineg (32), Wayhome Studio (34), catalin (36), Cherries (39), troyanphoto (40), Vitechek (43), sveta (45), encierro (46), luchschenF (48), bit24 (51), kaganskaya115 (52), JulsIst (54,55), sosiukin (56), likoper (59), New Africa (60,82,85,120), Syda Productions (63), pikovit (64), TANABOON (67), Dragana Gordic (68), rumruay (71), pikovit (72), gritsalak (75), Valerii Honcharuk (76), macrovector (79), Damir Khabirov (81), Guzel (86), Blue Planet Studio (89), rumruay (91), bondvit (92), jozsitoeroe (94), Taleseedum (96), Mathilde (99), mates (101), craevschii (103), bit24 (104,176), fizkes (108), Prostock-studio (110), Maya Kruchancova (113), kanvictory (114), Kaspars Grinvalds (117), egorvector (118), themorningglory (122,137), Angelika Heine (125), Peter Atkins (127), maxsim (128), high_resolution (131), Fototocam (133), Siam (135,170), Africa Studio (136), chamillew (138), potapenkoivan (141), InsideCreative-House (142), Smileus (143), 婷婷季 (145), kosoff (146), zcy (147), artemidovna (148), kateleigh (151), kolonko (152), WavebreakMediaMicro (155), doucefleur (156), ST.art (158), M.Dörr & M.Frommherz (161), katestudio (163), Juan Gärtner (165), eldarnurkovic (167), domnitsky (168), Valerii Honcharuk (172), BillionPhotos.com (174)

Kopp-Verlag: (192)

Die Autorin

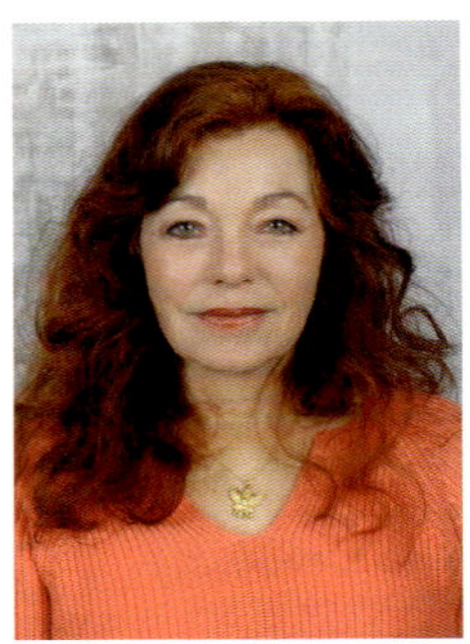

Brigitte Hamanns Leidenschaft galt lebenslang der Frage, wie wir seelisch und körperlich gesund sein und uns wohlfühlen können. Ihr über Jahrzehnte gewachsenes, solides naturheilkundliches und medizinisches Wissen vermittelt sie als Gesundheitsjournalistin in zahlreichen Büchern und Artikeln. Neben der Naturheilkunde stehen Psychosomatik und Psychoneuroimmunologie im Mittelpunkt ihrer Arbeit. Ausbildungen in systemischer Beratung, Hypnose und Aufstellungsarbeit schenkten ihr wichtige Einsichten in die menschliche Natur. Sie bilden die Grundlage ihrer ganzheitlichen Beratungen zu Lebensfragen.

Ausgewählte Publikationen der Autorin:

- Praxisbuch CDL – Effektiv vorbeugen und heilen mit Chlordioxid
- Melatonin – 12 Gründe, warum Melatonin die Basis für Ihre Gesundheit ist
- Geheimnisvolle Zirbeldrüse
- Drehen Sie die Jahre zurück mit Kollagen
- Kostbare Samen des Glücks – Geschichten, die Herz und Geist berühren
- Haarausfall ist heilbar! – Der natürliche Weg zu vollem und gesundem Haar
- Magnesiumöl – Das Wundermineral einfach & effektiv über die Haut aufnehmen
- Wie Sie Ihre Selbstheilungskräfte aktivieren – Das Geheimnis von Gesundheit, Vitalität und Glück
- Tinnitus natürlich heilen – Erfolgreiche Therapien gegen die quälenden Ohrgeräusche
- Heilen mit Gold – Kolloidales Gold und weitere Goldarzneien